子どものアトピーは、「和食」で良くなる

永田良隆（医学博士）
小崎孝子（ふたば幼稚園園長）

はじめに

小児科医と幼稚園園長が本音で語った「子どもの食と健康」

下関市立市民病院　小児科医（非常勤・嘱託）

永田良隆

この度、『奇跡の幼稚園メソッド』の著者、ふたば幼稚園の小崎孝子園長と誌上対談することになりました。福岡市志賀島にあるふたば幼稚園は、和食中心の食育と五感を磨く体験を通して、心身ともに元気で活発な子どもたちが育っていることで、つとに知られています。

一方、筆者は小児科医の立場から40余年の間、アレルギー疾患をはじめ他の多くの病気の患者さんを食事療法中心に治療し、その大部分を解決に導いてきました。さらに最近では、治療医学のレベルを超えて予防医学から健康医学を志向しています。

10年前の定年退職後から、ふたば幼稚園の園医も担当しています。そのような関係で、いつもお会いする度に、小崎園長とは「子どもの食と健康」の話に花が咲くのです。

小崎園長は子どもたちに対する食育を通して、私は患者さんへの食事療法を通して、それぞれ体験したことを自由に語り合いました。それが、読者の皆さんのお役に立つように願って、今回単行本にまとめました。

小崎園長は、特に幼児期は和食中心にして五感を磨くことがとても重要であることを強調しておられます。ともすれば、幼稚園では知的教育に目を奪われがちですが、幼児期は自然の中で体を鍛えることで五感を育てるほうがもっと大事であり、「子どもは、食べる・遊ぶ・眠ることが仕事」とまで仰っています。

五感が十分に育つと、好奇心、集中力、友情、思いやり、我慢強さなどが順調に育ち、小学校に入ってからの知的教育にも十分に成果が出るそうです。しつけや教育は、子どもに受け入れる能力が備わった時期に合わせて、適切に提供することが重要なのです。決して焦ってはいけません。

私は、小児科医として新米時代「子どもは弱いからしばしば病気にかかるのだ」と教わりましたが、現在は違います。「子どもは、元来健康で元気に育つように生まれてきているが、環境のどこかが不適切な時に、病気の形で警告反応を発している」と解釈しています。環境に左右されやすい幼児期や成長期には、特に食事が重要です。体力が弱く、消化吸収力が未熟な幼児期は和食中心が望ましいこと、そして体力がついてから肉類や揚げ物類も時々は献立に取り入れることがポイントです。

さらに、早寝早起きして睡眠を十分にとれて、元気に外遊びができると、子どもはほとんど病気をしなくなります。幼児期の睡眠時間は10〜12時間といわれますが、本人が自ら爽やかに目覚める時間がその子の必要時間です。睡眠中に前日の疲れが解消され、傷んだ組織が修復されます。必要な睡眠時間には個人差があり、体力がある子は少なくて済み、逆に体力がない子は多く必要です。さらに、日光の下で元気に遊ぶことが大事です。陽に当たると元気になり、骨の代謝が活発になって、くる病が防げます。

成長期の子どもたちは自然界の一員であるという認識が重要です。日当たりの良い場所で栽培された野菜や果物がとてもおいしいのと同じです。

この和食中心の食事、十分な睡眠、外遊び、早寝早起きなどが実践できれば、日常かかる病気の大部分は防げます。これまで病院通いが絶えなかったお子さんでも、病院通いがなくなり、元気に通園して遊ぶことができるようになります。

本書では、食事中心に述べていますが、子どもが元気になるためには、食事に加えて外遊びと睡眠は必須ですので、併せて実践してほしいです。なお、お住まいの環境によっては遊べる適切な場所が少ないかもしれませんが、できる範囲で公園や屋外施設などを活用してほしいです。

食事・運動・睡眠は生涯を通して、健康に生きるために必要な条件です。成長期の子どもだけでなく、成人期のメタボリック症候群や生活習慣病、老人期の抗老齢医学などの対策としても共通しています。できれば家族そろって実践されることをお勧めします。

プロフィール

永田良隆（ながたよしたか）　1940年、鹿児島市出身

1965年　鹿児島大学医学部卒業
1970年　鹿児島大学大学院（小児科学講座）修了、医学博士取得
1973年　下関市立中央病院（現市民病院）に小児科循環器医長として赴任
1976年　長年のリウマチ熱研究の功績が認められて「日本リウマチ学会賞」を受賞
1978年　地域ぐるみの「肥満児対策」に取り組み、下関市内をはじめ、山口県内を啓蒙講演
1980年　気管支ぜんそくの予防対策への取り組みを開始
1982年　アトピー性皮膚炎の食事療法を開発し、大きな成果を上げる
1991年　小児科部長就任
1994年　栄養管理部長就任
2006年　3月に定年退職し、4月より同病院・アレルギー科 嘱託（週2回外来診療）各種の難治性アレルギー疾患に対して「和食に戻す」という栄養学的アプローチで多大な功績を上げて各方面から注目されている

●専門医・認定医

日本小児科学会専門医、日本アレルギー学会専門医、
日本東洋医学会専門医

●著書

「アレルギーの人の食事」（女子栄養大学出版部）　1990年
「アトピー性皮膚炎ハンドブック」（女子栄養大学出版部 絶版）　1992年
「母乳と和食で家中病気知らず
難治性アレルギー症も成人病も恐くない」共著（ペガサス）　2001年
「油を断てばアトピーはここまで治る」（三笠書房）　2006年
「アトピーは和食で治せ!」（角川書店）　2014年

基本はご飯とお味噌汁
伝統和食で心も体も元気に

ふたば幼稚園園長 小崎孝子

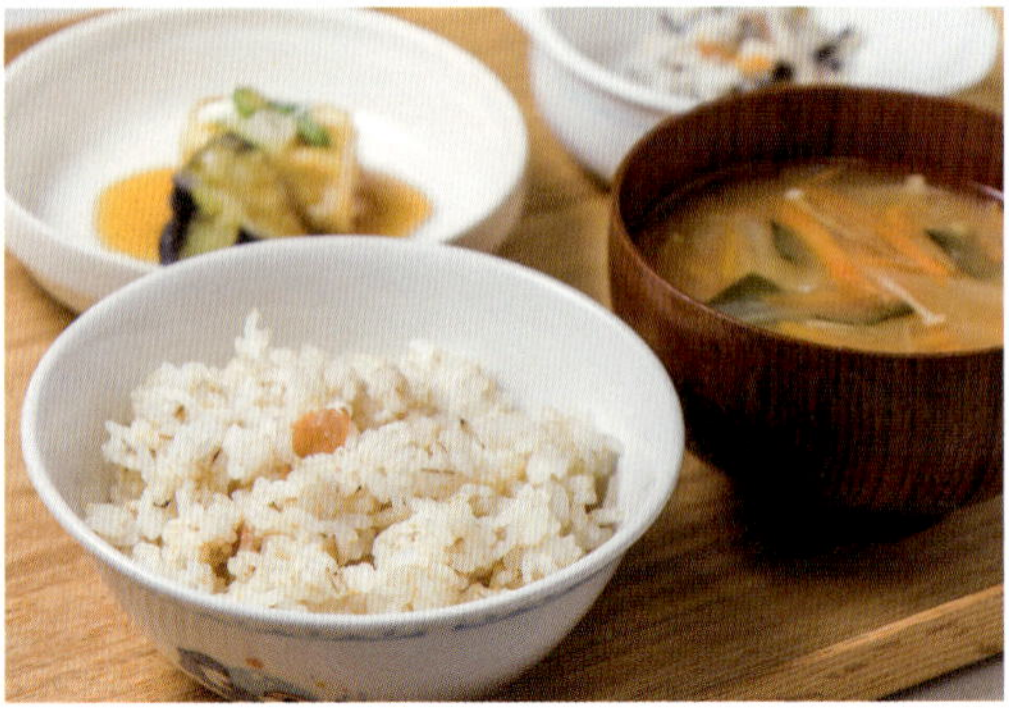

子どもの生活の基本は「食・遊・眠」

ふたば幼稚園は、福岡の博多湾に浮かぶ周囲11㎞ほどの自然豊かな志賀島にあります。私は、ここ志賀島で生まれ育ち、ふたば幼稚園で子どもたちと関わるようになって、今年（２０１８年）で37年になります。２０１７年度からは志賀島保育園の園長にもなり、現代の子育て環境が大きく変わったことを改めて実感しています。

子どもの生活の基本として、「食べる」「遊ぶ」「眠る」の三つが重要です。食べることは育つこと、遊ぶことは学習すること、眠ることは脳を作ることなのです。愛情をもってこれら三要素を満たしてあげるのが「親業」であり、子どもが健やかに育った

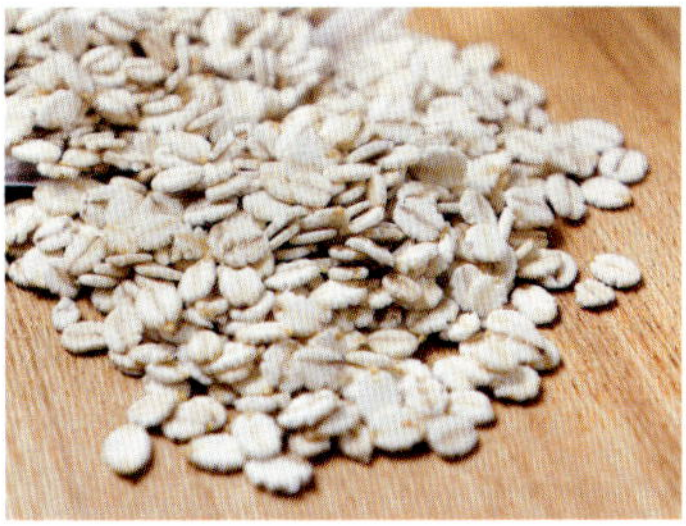

食物繊維が豊富な押麦を混ぜた麦ご飯はモチモチ食感。食物繊維の働きで糖分の吸収が穏やかになり、消化器系の機能も高められます。

良質の栄養素をバランス良く多く含む３分づき米を使用。食中毒が心配な梅雨から夏には、殺菌効果のある梅干しを入れて炊飯します。

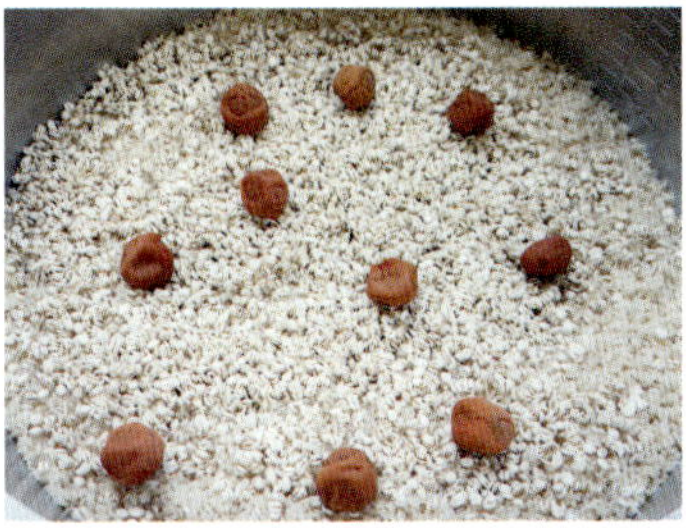

めには不可欠です。しかし、現代の社会環境、あるいは政策下で、親業を務めていくのは容易なことではありません。現に、そのしわ寄せが、子どもたちのアレルギー疾患や問題行動の形で現れていると感じています。

このままでは日本の未来はない、そのような危機感から幼稚園での「食」を根本から見直しました。

伝統和食の給食、そして真の食育を

ふたば幼稚園の給食は、日本人が昔から伝えてきた「伝統的な食事」である和食を中心としています。和食は、健康的であると同時に、自然に感謝する心を育みます。ふたば幼稚園の子どもたちは、食との関わりや年中行事を通して、後世に伝えてゆくべき多くを学びながら情緒豊かに育っています。

近年では「食育」という言葉を当たり前に聞くようになりましたが、集団感染等を配慮し、餅つき大会の中止が相次ぐようなご時世です。このままでは日本の伝統文化がどんどん日常か味覚形成においても幼児期の食事は重要。自然由来の出汁の味や香りを脳に記憶させると同時に、油や調味料を抑えた献立で健康的に。

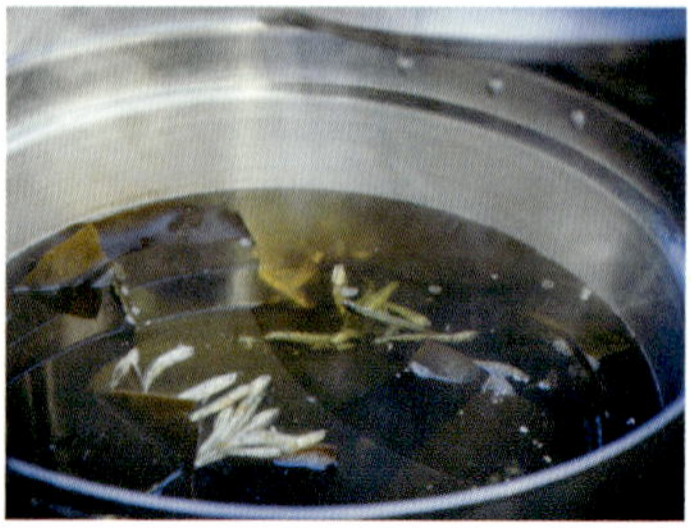

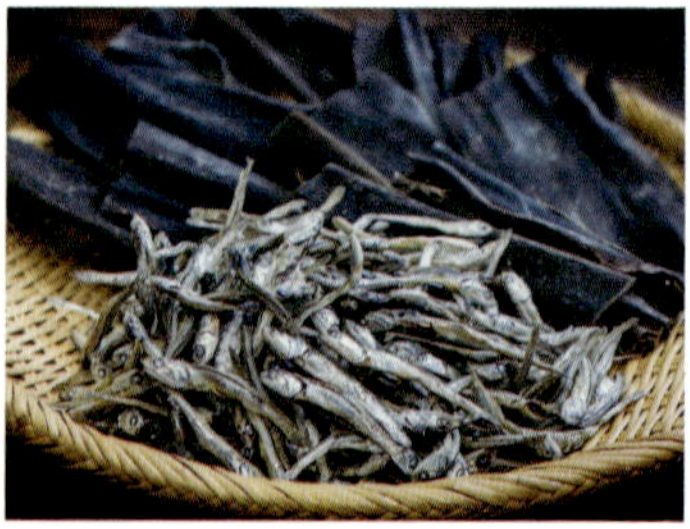

お味噌汁に欠かせない出汁。ふたば幼稚園では主にいりこと昆布を使用し、海が育んだうま味たっぷりの出汁を朝早くから準備します。

ら遠ざかってしまいます。食育は、日本の伝統文化を抜きにしては語れません。地域で、学校で、家庭で、守り伝えていかなくては「真の食育」とは言えないと思います。

毎日のご飯とお味噌汁が基本

園の給食では、ご飯とお味噌汁を基本とし、ご飯には3分づき米を使用しています。精白の少ない穀物はバランスが良く、良質な栄養素を多く含みます。穀物は体内でゆるやかに吸収されますので、安定したエネルギーをもたらし、それが子どもたちの安定した心身を育むことにつながります。

給食室では、朝一番にお味噌汁の出汁をとります。いりこと昆布でとった出汁の香りがしてくると、「いいにおい！　お味噌汁？　お魚？　今日の給食はなあに？」と子どもたちのうれしい声が聞こえてきます。出汁の香りや湯気の立つお鍋、おひつに入ったご飯、こうした光景も子どもたちの記憶の片隅に残ってくれたらと思います。

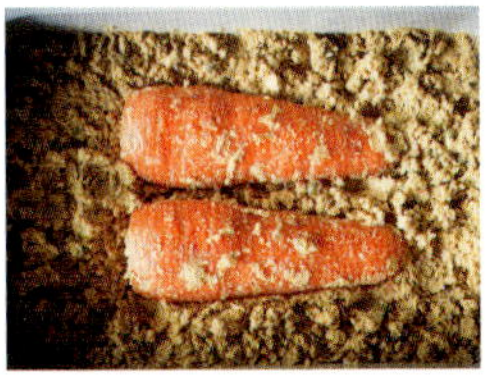

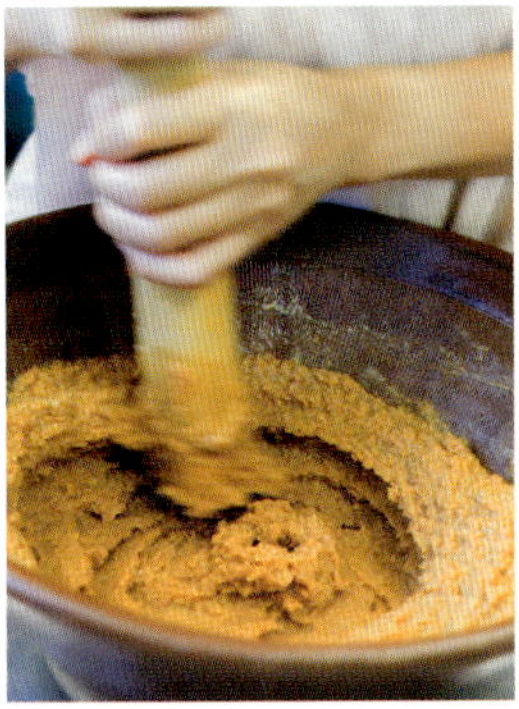

発酵熟成して眠っている味噌をすり鉢であたり、起こしてから味噌汁に加えます。甘みが出て、すべてを無駄にせず味わえます。

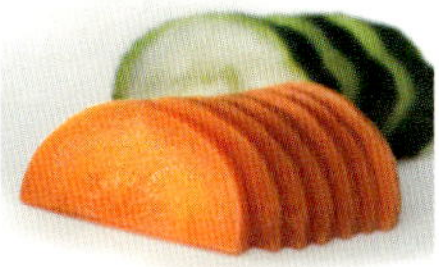

無農薬の米ぬかで作ったぬか床に、季節の野菜を半日～2日漬けるだけのぬか漬けで腸も元気。

子どもにとって本当に必要な食事とは

子どもたちは畑や園庭で野菜を育てています。春には田んぼでもち米の苗を植え、秋には鎌で稲刈りもします。収穫した野菜をうれしそうに給食室に届ける子どもたち。予定されていた献立に調理員さんが急きょ変更を加え、その日の給食で味わうことも頻繁です。自分たちの手で育て、収穫した野菜の味は格別です。命をいただき、自然に生かされているということを、子どもたちには「食」の経験を通じて感じ取ってほしいのです。

家庭での日々の食事は、ご飯とお味噌汁に、季節の野菜や魚を使った簡単なおかず、あるいはおかずを兼ねた具だくさんのお味噌汁があれば十分です。行事の折には、いつもより品数を増やしたり、簡単に飾ったりして行事の由来について話してみましょう。短い時間でも、家族で一緒に楽しく食べる時間が大事なのです。手間とお金を必要以上にかけなくても、むしろかけないくらいのほうが、子どもにとっての理想的な食事といえるのかもしれません。

P225より、ふたば幼稚園の給食レシピをご紹介しています。

神々の島と呼ばれている志賀島には、紀元前から元宮が勝馬地区(沖津宮一帯)にある歴史深い海の神様『志賀海神社』をはじめ、数多くの神社仏閣があります。「漢委奴国王印」(金印)が出土した地であり、万葉集には志賀島の歌が23首も収められているなど、豊かな自然、素晴らしい歴史と文化に満ち溢れています。

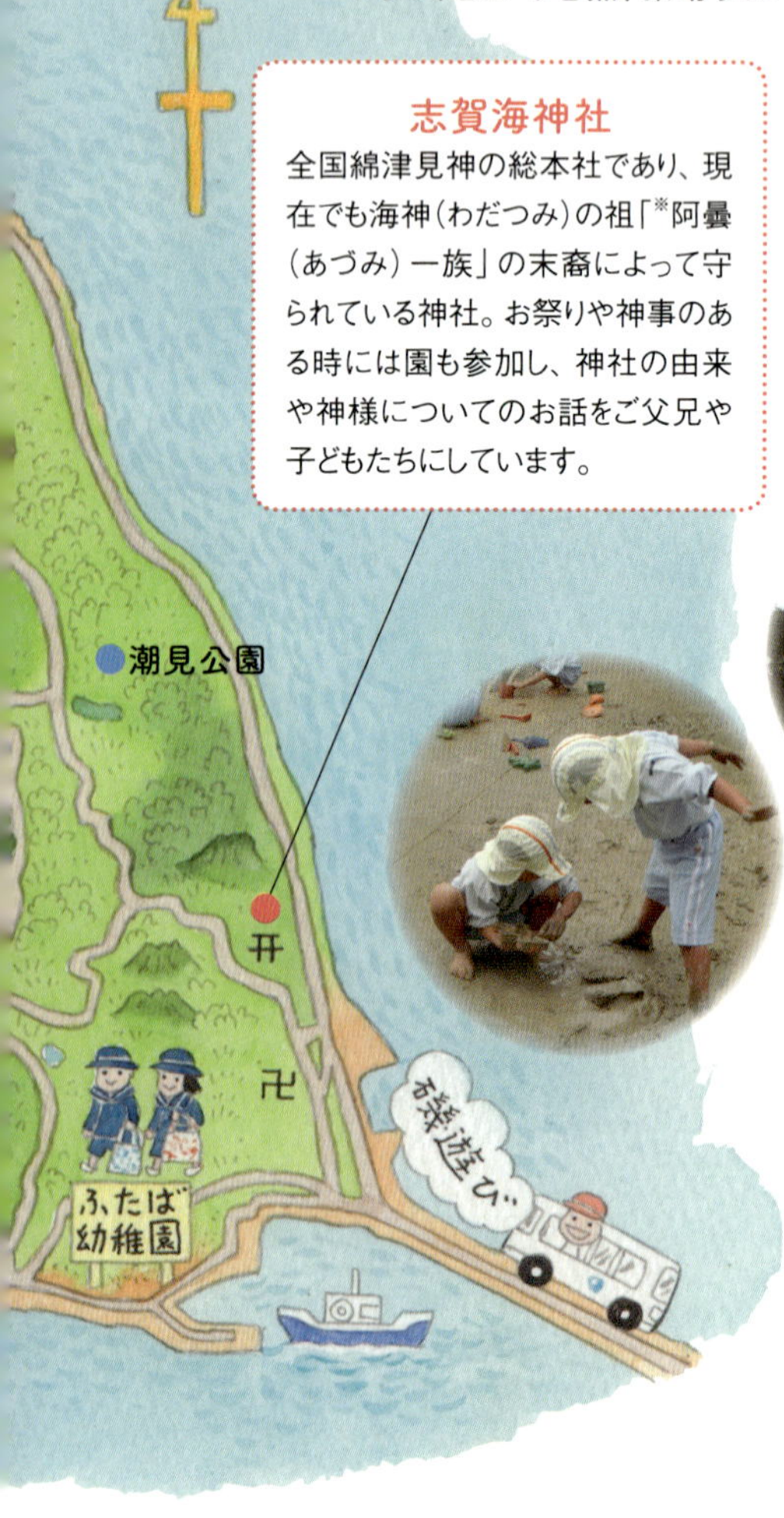

志賀海神社

全国綿津見神の総本社であり、現在でも海神(わだつみ)の祖「※阿曇(あづみ)一族」の末裔によって守られている神社。お祭りや神事のある時には園も参加し、神社の由来や神様についてのお話をご父兄や子どもたちにしています。

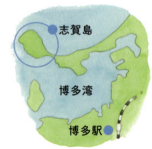

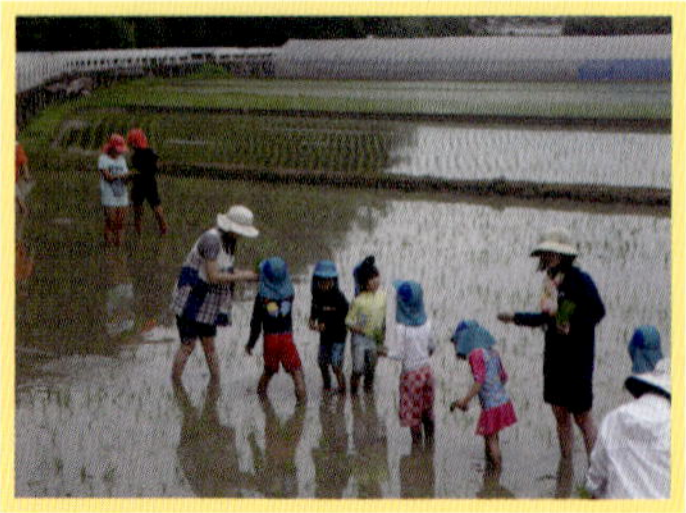

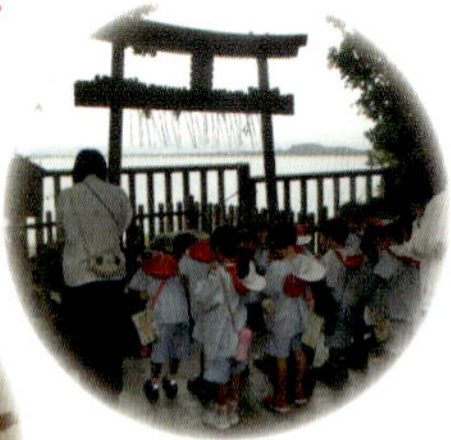

福岡県福岡市にある志賀島は博多湾に浮かぶ周囲11kmほどの小さな島。海と山に囲まれた自然豊かな島ですが、天神へは車で約40分、博多埠頭へはフェリーで30分程度。気軽に都会に出られます。

※阿曇一族は紀元前から
志賀島で海人族として活躍していました。

志《し》賀《かの》島《しま》がふたば幼稚園の園庭です！

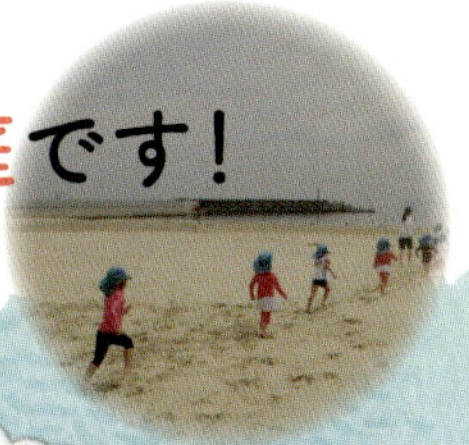

沖津宮（勝馬）

志賀島の北西部の沖合いにある小島。夏休みには卒園児親子も参加して磯遊びを楽しみます。沖津宮には天御中主神（宇宙の始まりの最初に現れた神）が祀られています。

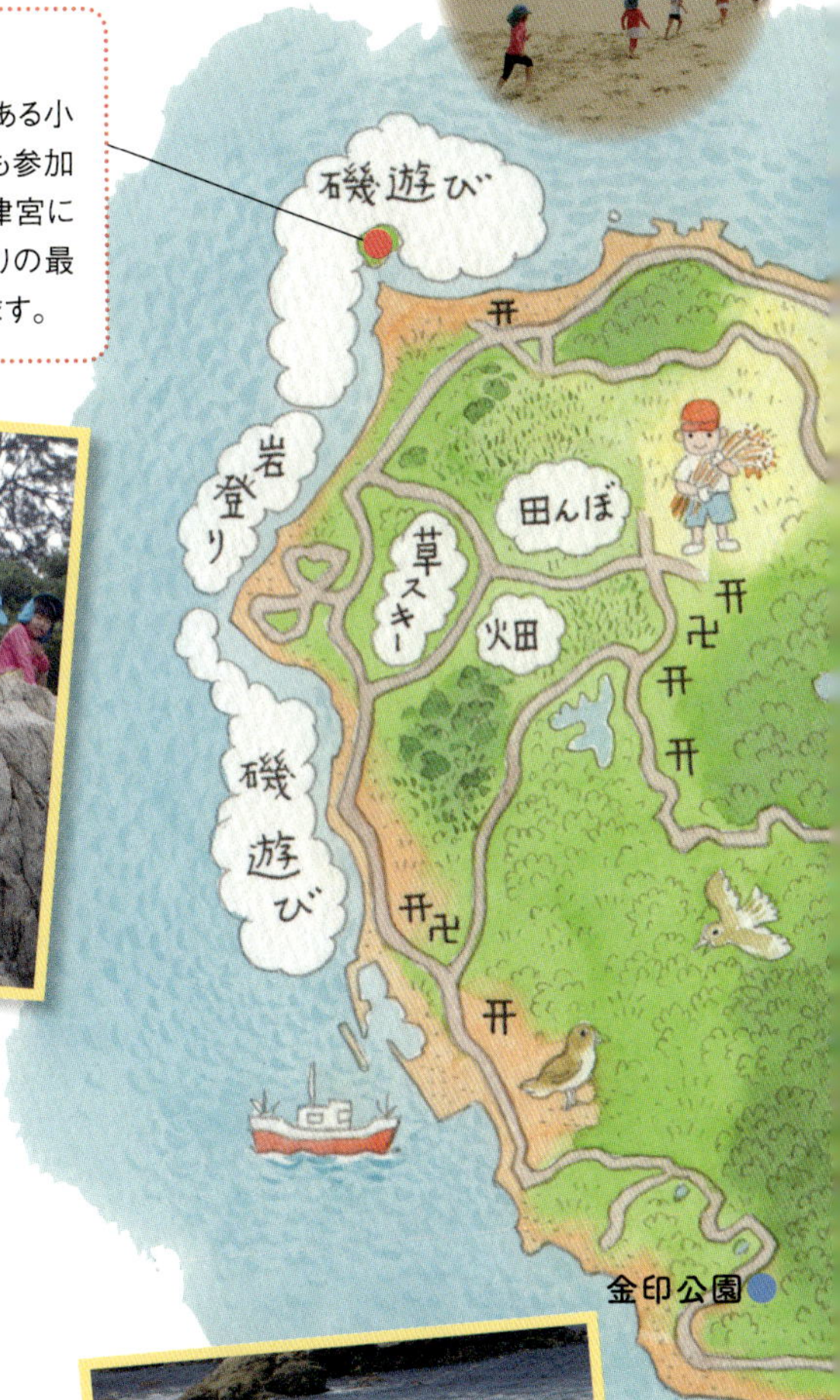

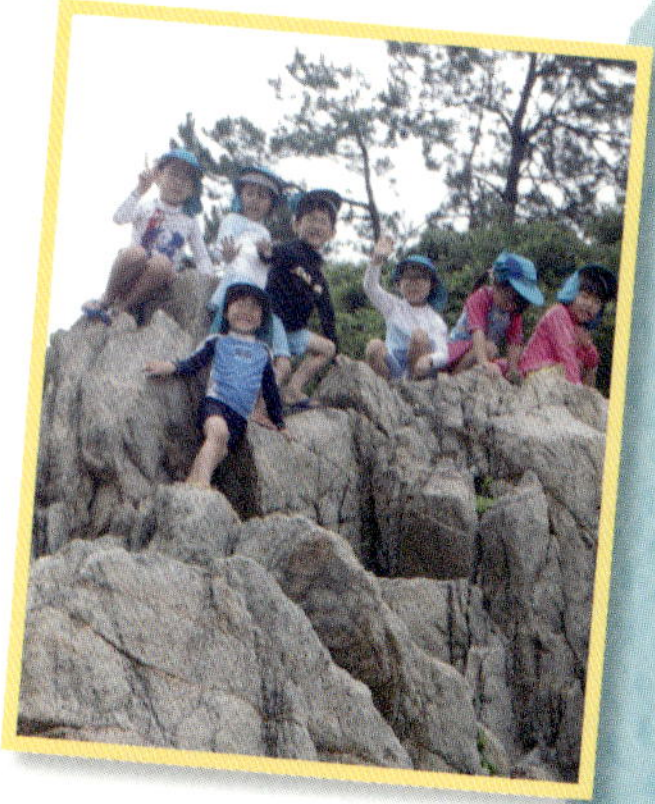

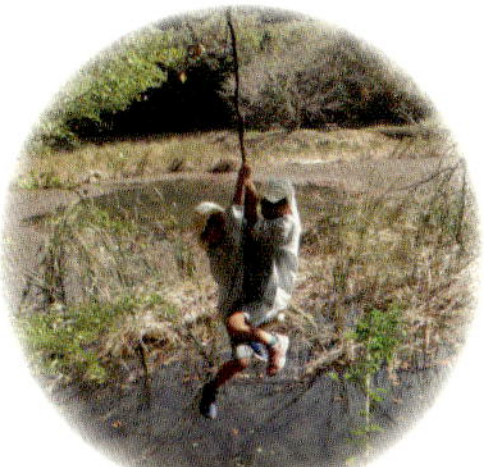

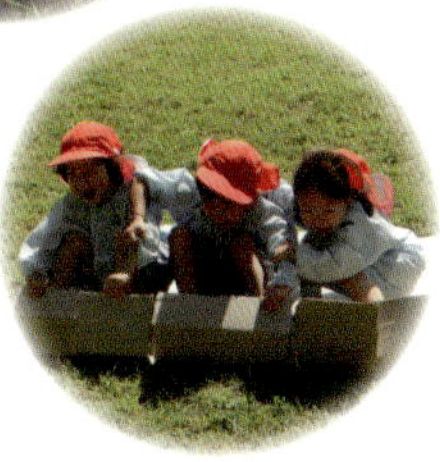

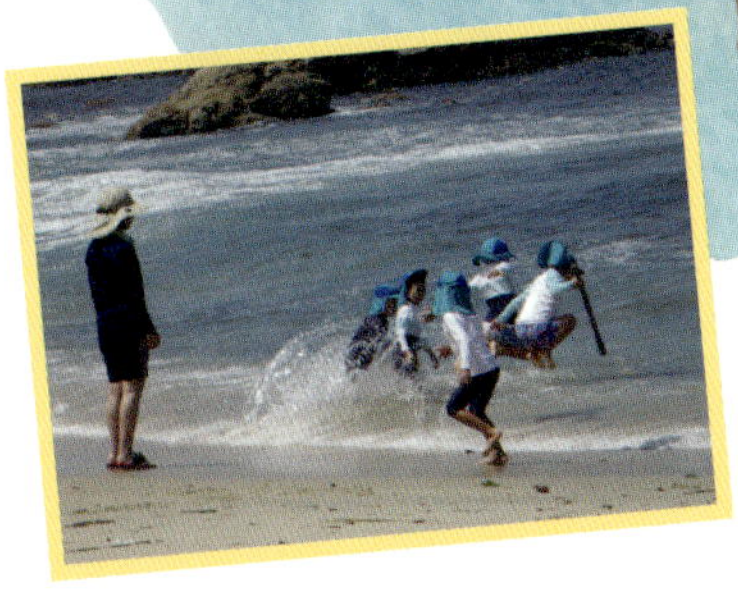

園児全員で料理の楽しさを学び合う
縦割りクッキング

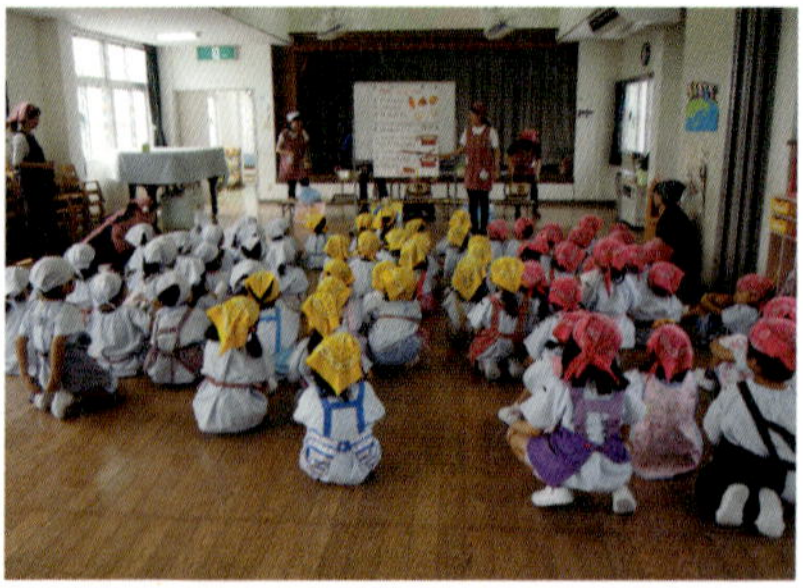

年少さんから年長さんまでが混合となって3つのグループに分かれ、作り方の説明を静かに聞きます。

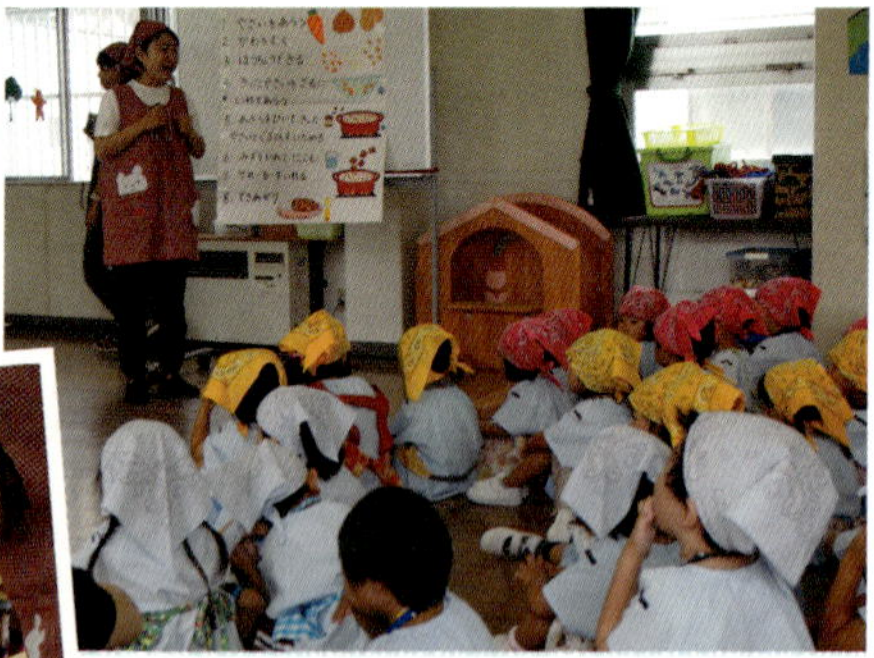

野菜の栄養や調理のポイントについて、園児たちの関心を引き出しながら進めていきます。

切った野菜を一人ずつ
お鍋に入れるお手伝い

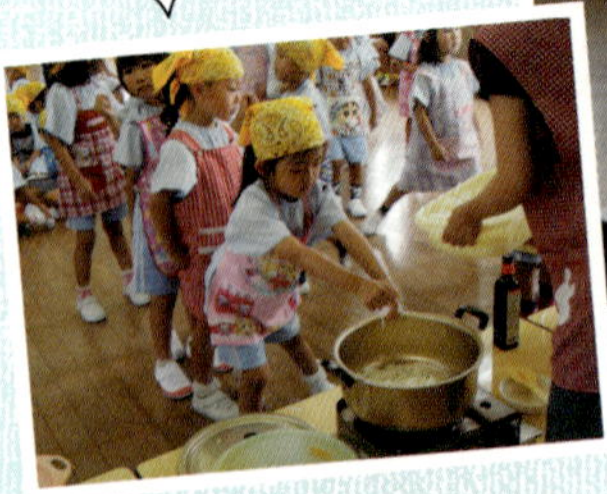

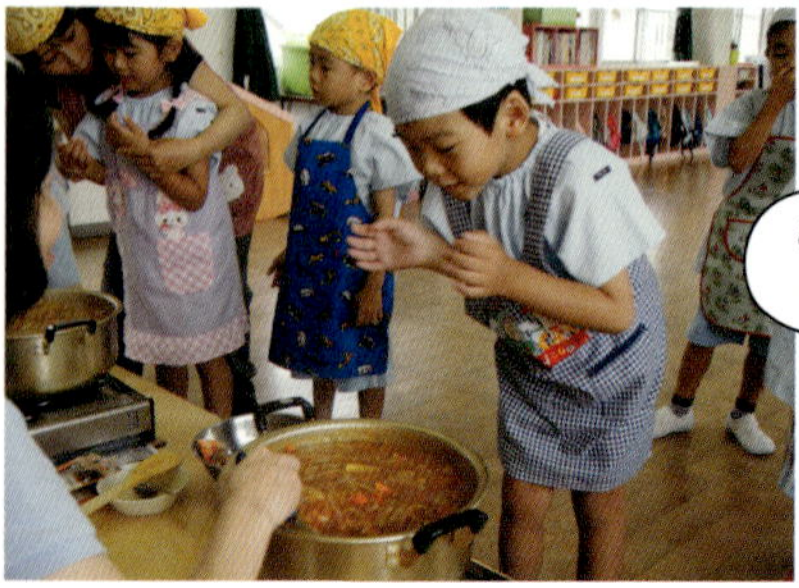

おいしそうな香り！
早く食べたいな～

この日は園庭に机を並べて青空食堂。「いただきます」の合図まで全員静かに待ちます。

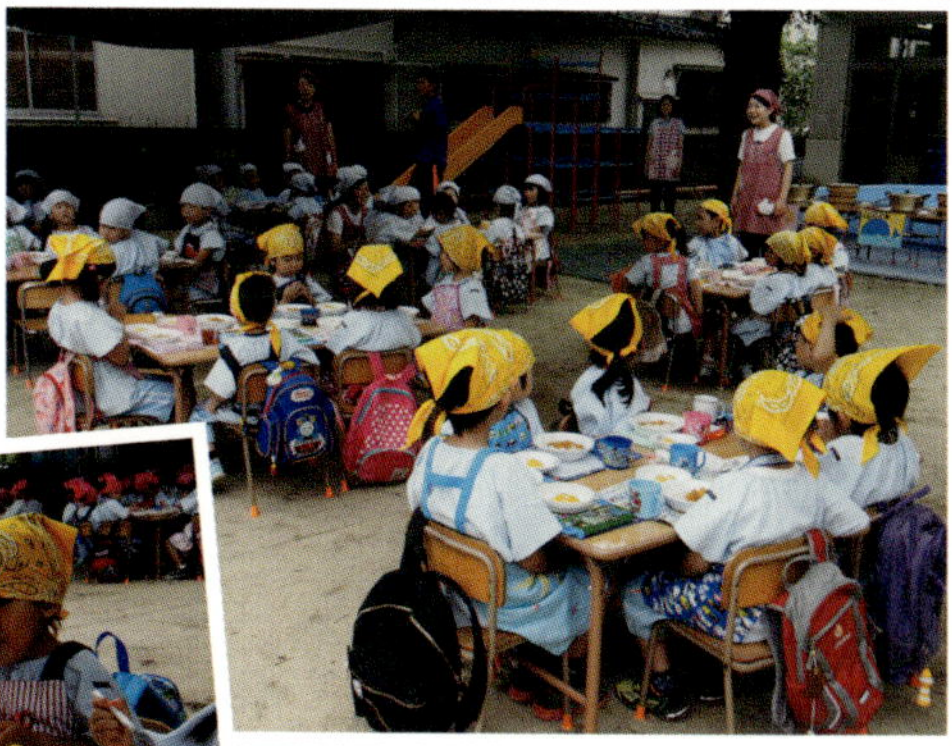

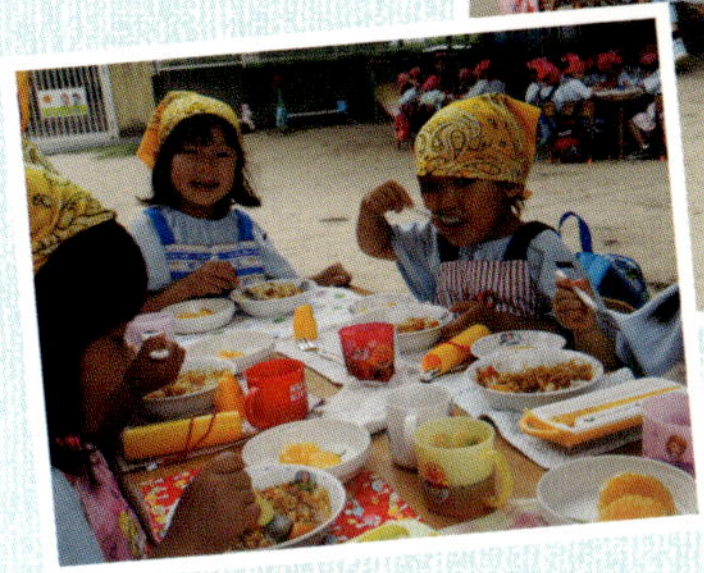

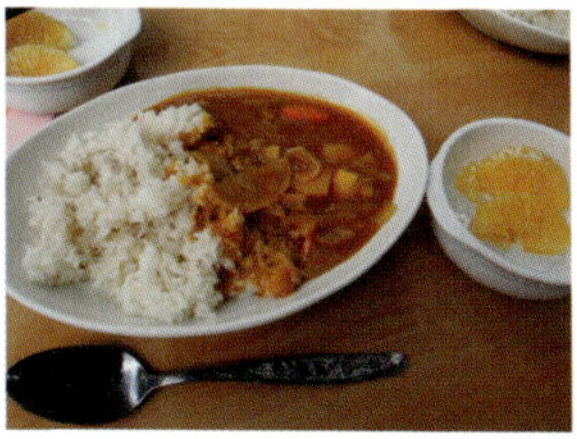

大豆原料のグルテンミートを使用したふたば幼稚園特製カレー。モチモチ食感の3分づき米にたっぷりとかけて。

お代わりの行列は
ふたば幼稚園名物

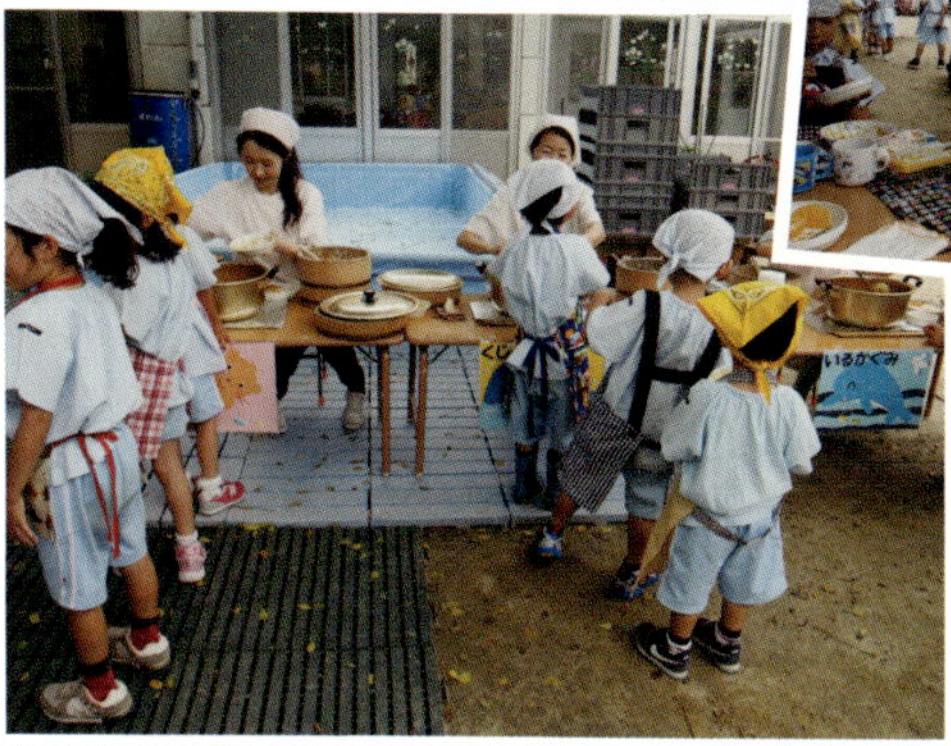

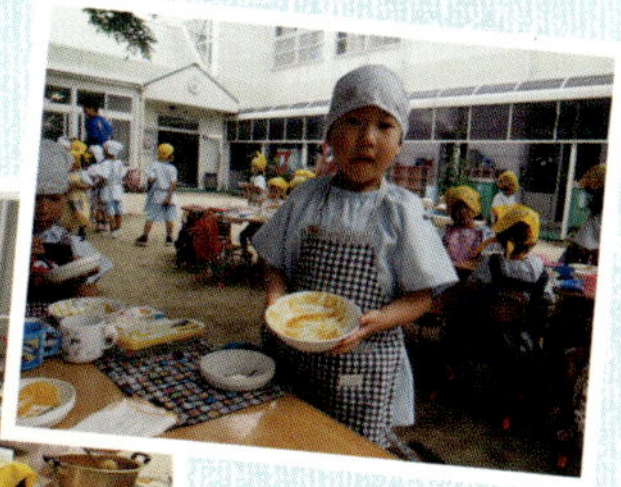

お代わりは、他のグループのカレーと食べ比べ。「全種類食べたよ」とご満悦な園児たちも。

家族の健康を考えた
和食作りを学び合う
ふたばママクッキング

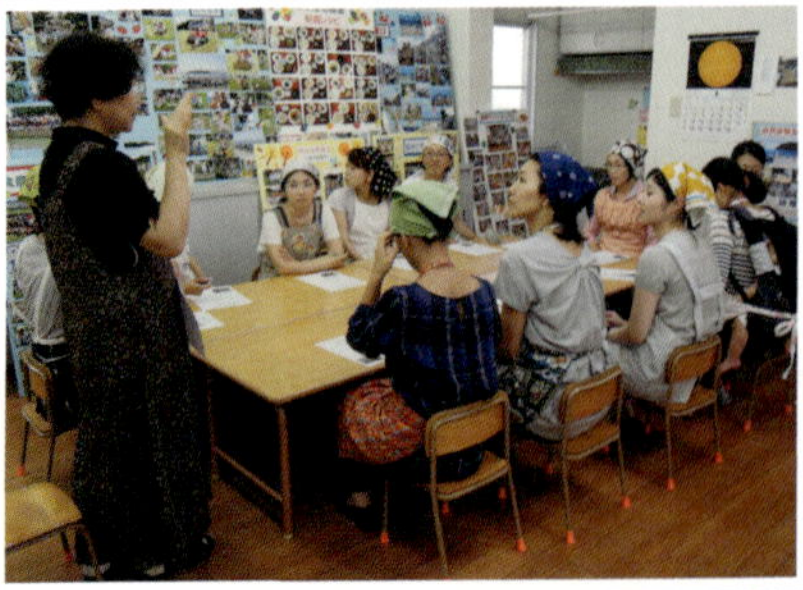

園児たちが午後の活動の間に行われる、ふたばママクッキング。園長の食育講義から始まります。

炊き込みご飯の
お鍋に一同注目！

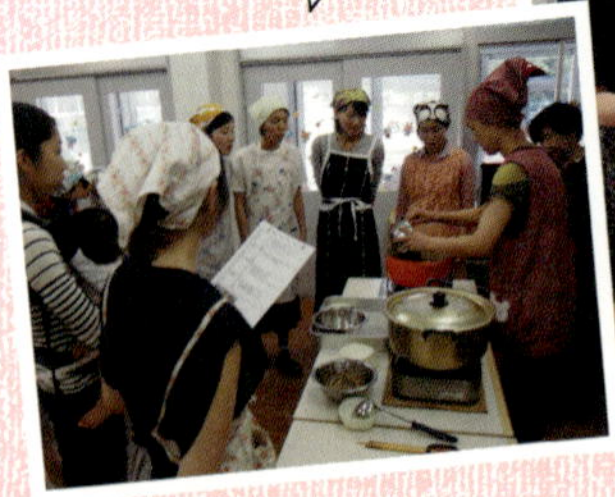

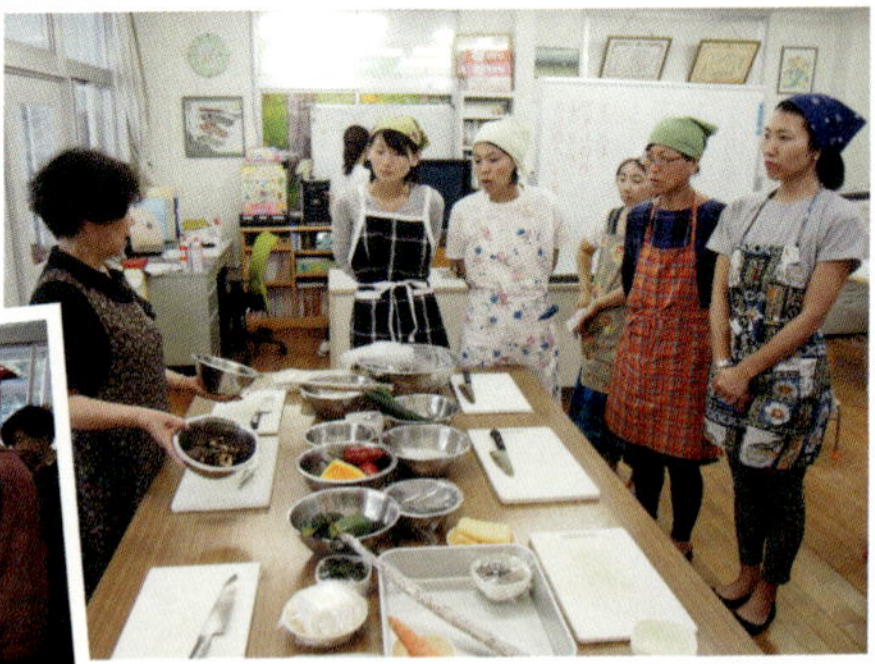

ひじきや干し椎茸など、乾物によってうま味や栄養価を高めるコツを小崎園長から学ぶ参加者たち。

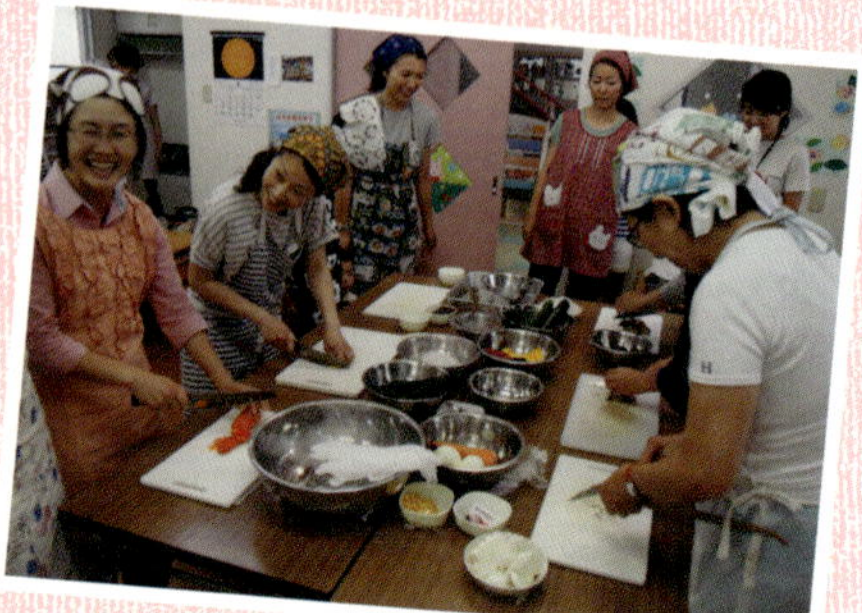

おしゃべりを楽しみながら、子どもが喜ぶ和食を基礎からしっかりとマスターしていきます。

料理が苦手だったというママも、先輩ママや先生たちからアドバイスを受けながらどんどんチャレンジ!

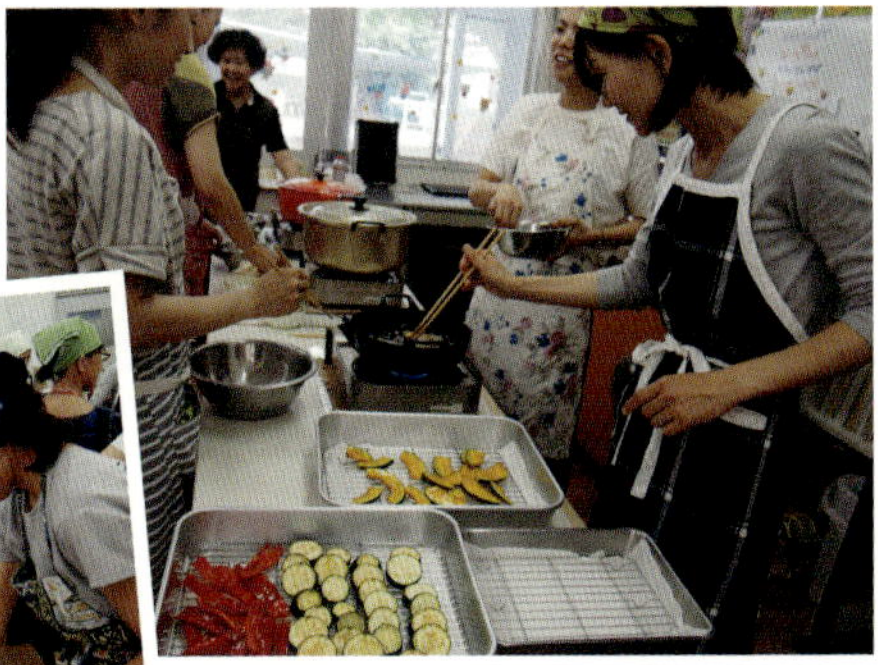

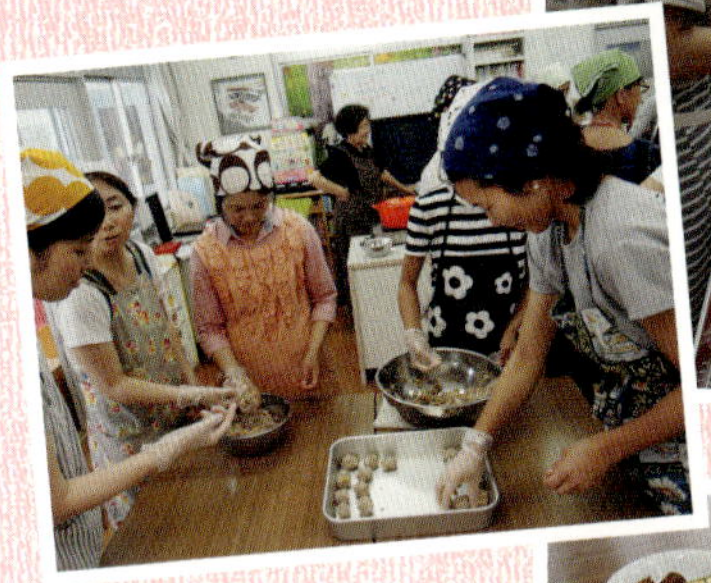

志賀島産とびうおのつみれ揚げに、夏野菜の素揚げを添えて。塩を振って、素材の味を堪能します。

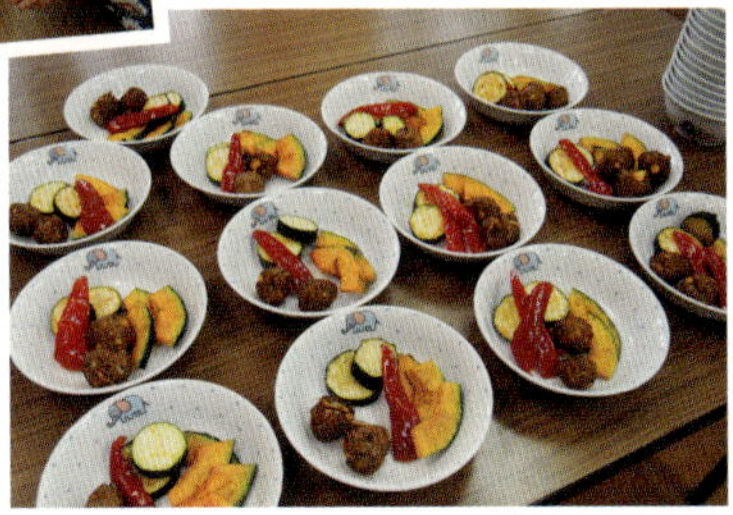

みんなで一緒に
楽しい試食タイム!

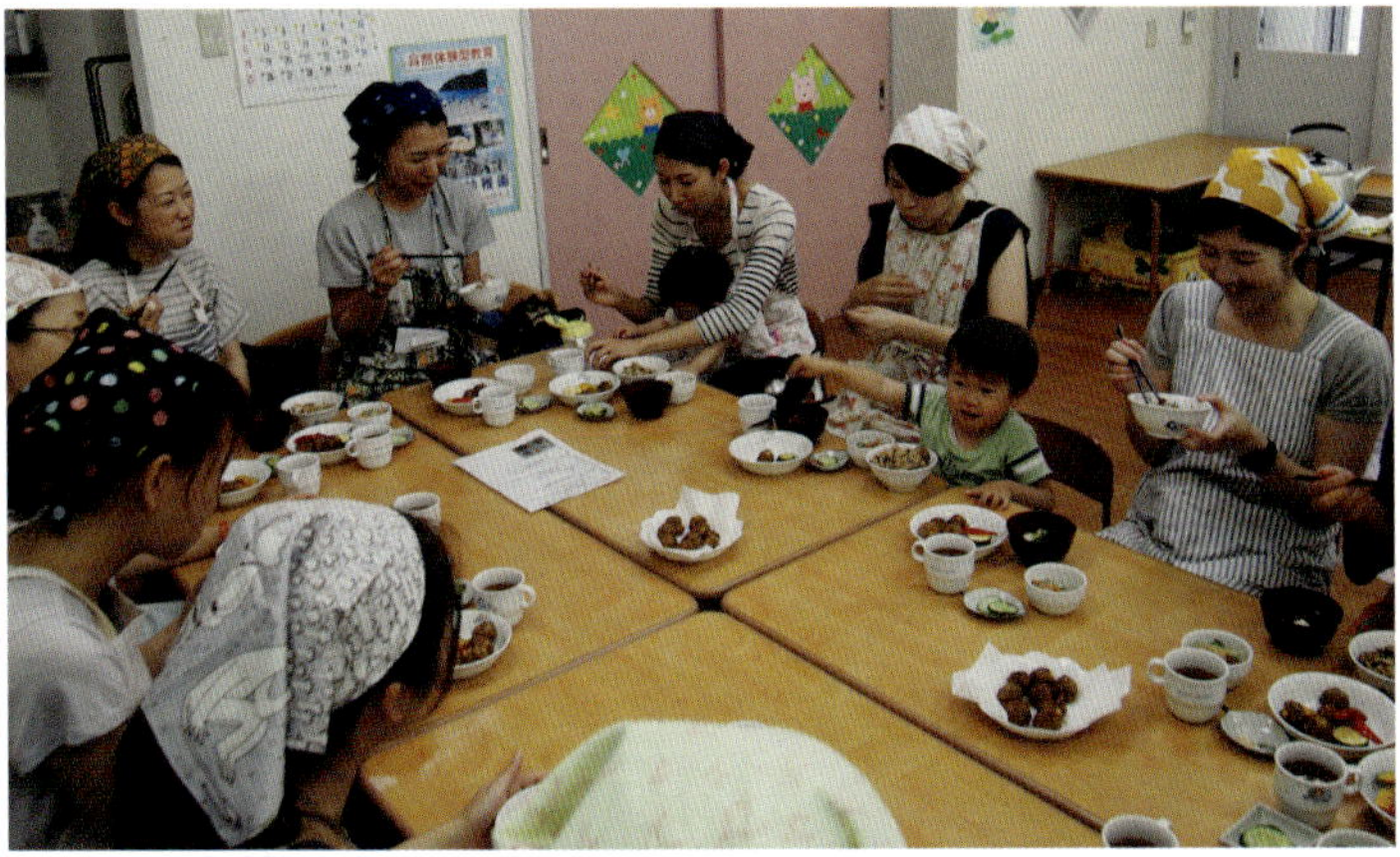

園児の弟・妹にも「おいしい!」と好評。試食後は、帰りの会を終えた我が子と一緒に帰ります。

―― ふたば幼稚園の保育目標 ――

命の尊さがわかる子どもに育てます

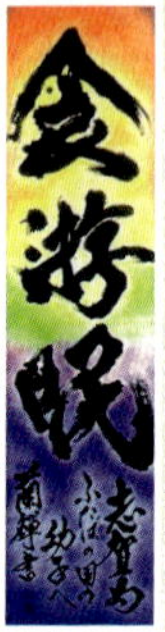

目標 1　基本的生活習慣が
身についた子どもに育てます。

目標 2　友達を大切にし、
集団生活に適応できる
礼儀正しい子どもに育てます。

目標 3　草花や自然を大切にし、
昆虫や小動物をいたわることのできる、
心やさしい子どもに育てます。

目標 4　心身共に健康で明るく、
目的を持った責任感ある
子どもに育てます。

目標 5　自分の身近な自然環境に興味・関心を
持ち、水や森や資源の大切さがわかる
心豊かな子どもに育てます。

「食游眠」小原蘭禅書 志賀島 ふたばの園の幼子に捧ぐ

プロフィール

小崎孝子（こさきたかこ）

1947年福岡県福岡市志賀島生まれ。近畿大学九州短期大学保育科卒業。学校法人 ふたば幼稚園理事長。志賀島保育園園長。平成9年に有害紫外線対策の〝サン・カット帽子〟をオーストラリアから取り寄せ、いち早く導入し環境省のマニュアルに掲載される。平成12年より伝統和食を基本とした「真の食育」活動に取り組むなど、子どものための保育を追求。平成18年度より福岡女子大学や下関市立市民病院の小児科医らとともに「子どもの食育を考える会」を立ち上げ、家庭における食事調査・健康調査・生活調査などを通して和食効果を研究。平成27年度から広島大学大学院教育学科の七木田敦教授らとともに『遊びの保育を通した子どもの運動力』についての協働研究を開始。平成16年農林水産省による「地域に根差した食育コンクール」での特別賞受賞を皮切りに、食育、農業、環境教育関係など数々の賞を受賞。日本の伝統食を給食に取り入れ、子どもの自由を保障した遊びつくす保育を徹底することで、発達障害、自閉症、アトピーの子らを改善に導き、「奇跡の幼稚園」として、テレビ、新聞、雑誌などで多数取り上げられる。子どもの健やかな育ちのための「食育と遊び」について、全国各地で講演会を行っている。

●学校法人 ふたば幼稚園
http://www.futaba-youchien.jp/
〒811-0323
福岡市東区大字志賀島1735-116

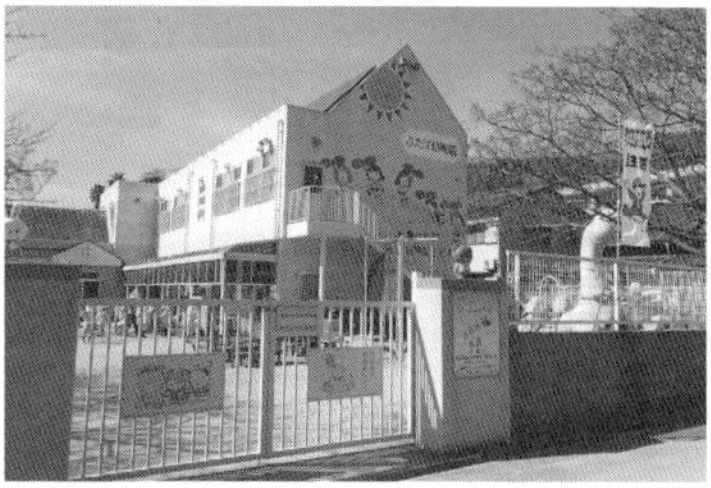

目次

肺（呼吸器）は貯痰の器」東洋医学の発想でこそ対処できる／食の乱れが免疫力を低下させ、発熱回数を増やす／本物の卵は、殻が硬くて黄身も崩れない／卵は1週間に1～2個に留めておくことが賢明／卵をアミノ酸まで処理することは、そう簡単ではない／卵を食べるなら、量より質を大切にする／除去するだけが手段ではない、安全な食材を見極めることも大事／卵アレルギーと大豆アレルギーの性質は違う／安価な植物油の摂り過ぎはすべての病気に関わってくる／α-リノレン酸とリノール酸は必須脂肪酸である！／なぜこんなにも植物油を摂り過ぎるようになったのか／ついに「コレステロールは悪玉、植物油は善玉」説が逆転した／安価な植物油には、はじめから健康被害をもたらす成分が含まれている／諸外国では、表示が義務づけられた〝トランス脂肪酸〟／トランス脂肪酸の含有率には、メーカーごとに大きな開きがある／トランス脂肪酸含有量の〝見える化〟が必要／オメガ6系植物油がはびこる食品売場を直視できますか？／第3の油〝オリーブ油〟でも、摂り過ぎると健康に良いとは限らない／植物油の上手な選び方と使い方／植物油を摂り過ぎると、どのような健康被害が現れるでしょうか／原因不明の〝慢性じん麻疹〟が植物油を除去して解決／「フライパン運動」から「お煮しめ運動」へ！／いつまでも傷《いた》まない食品が溢れていることに疑問を持って

第1章

なぜ、アトピーの子には和食なの？

除去食療法ではアトピーを克服できない

永田◆私がアトピー性皮膚炎の問題に取り組むようになったのは、尊敬している地元（下関市）の小児科医師から「アトピー性皮膚炎に、いい解決法はないだろうか？」と相談された時でした。当時を振り返ると、アレルギー疾患といえば気管支ぜんそくくらいで、1980年（昭和55年）以前にはアトピー性皮膚炎などは稀だったのです。

当時アトピーは、専門の皮膚科で治療されていました。しかし、ステロイド外用剤を処方されるだけで一向に改善されず、重い例では、痒《かゆ》みが強くて一晩中眠れず、育児にも支障をきたすなど、親子ともに大変苦しんでいる実態に直面しました。

昭和40年代にすでに群馬大学小児科では、当時、食物アレルギーの三大食品といわれた「鶏卵系・牛乳系・大豆類」を除去することにより、アトピーは大部分改善されると学会などで発表していました。早速、私も論文などを参考にして応用してみました。確かに、ステロイド外用剤を使わなくても改善される例を多く経験しました。しかし、除去食療法を継続するのが困難なこと、成長期に必要なタンパク源が不足することなど、問題にぶつかりました。

そこで意を決し、群馬まで研修に出向いたのです。わずか1週間の滞在でしたが、ホテルの食事は毎日肉料理ばかりで、ついに箸が進まなくなりました。ここは盆地で海から遠く、新鮮な魚が手に入らないことに気づきました。

同時に「そうだ！　下関では、新たなタンパク源として魚が利用できる！」とひらめいたのです。つまり、「アトピーは和食に戻せば解決できるのだ！」と気づきました。これが研修で得た最大の収穫でした。

また、大豆類は多くの例で、除去する必要がないことがわかりました。そこで、アトピーは、我が国の食生活が急激に洋風化したため、乳幼児から発せられた一種のSOSではないか、というさらなる仮説が私の中で生まれました。

小崎◉現地に赴《おもむ》いて、先生自ら肉料理にうんざりされたからこそ、下関の新鮮な魚が頭をよぎり、継続しやすくてタンパク質も満たした和食療法へとつながったのですね。

永田◆我が国の食生活の変遷がわかる厚生労働省の資料があります。昭和30年（1955年）からの20年間で、洋風食の食材の国民1人当たりの摂取量を比較してみましょう。昭和30年を1とすると、昭和50年には卵と油脂が約4倍、肉類が約5倍、牛乳（乳製品）が約7倍に急激に増えているのです。〈図1〉

わずか20年間に、これだけ急激に洋風化した食品が増えると、日本人の体質では到底処理できずに、余分な〃お荷物〃となってさまざまな健康被害が出てくるでしょう。その代表がアレルギー疾患や生活習慣病です。今ではこれらは国民病といわれ、現在でも増え続けています。

このような背景から、当時「アトピーには除去食療法を」という方針だったのが、「アトピーは和食療法で治そう！」へと大きく転換しました。

〈図1〉主要食品の摂取量の推移（1日当たり国民1人の摂取量）

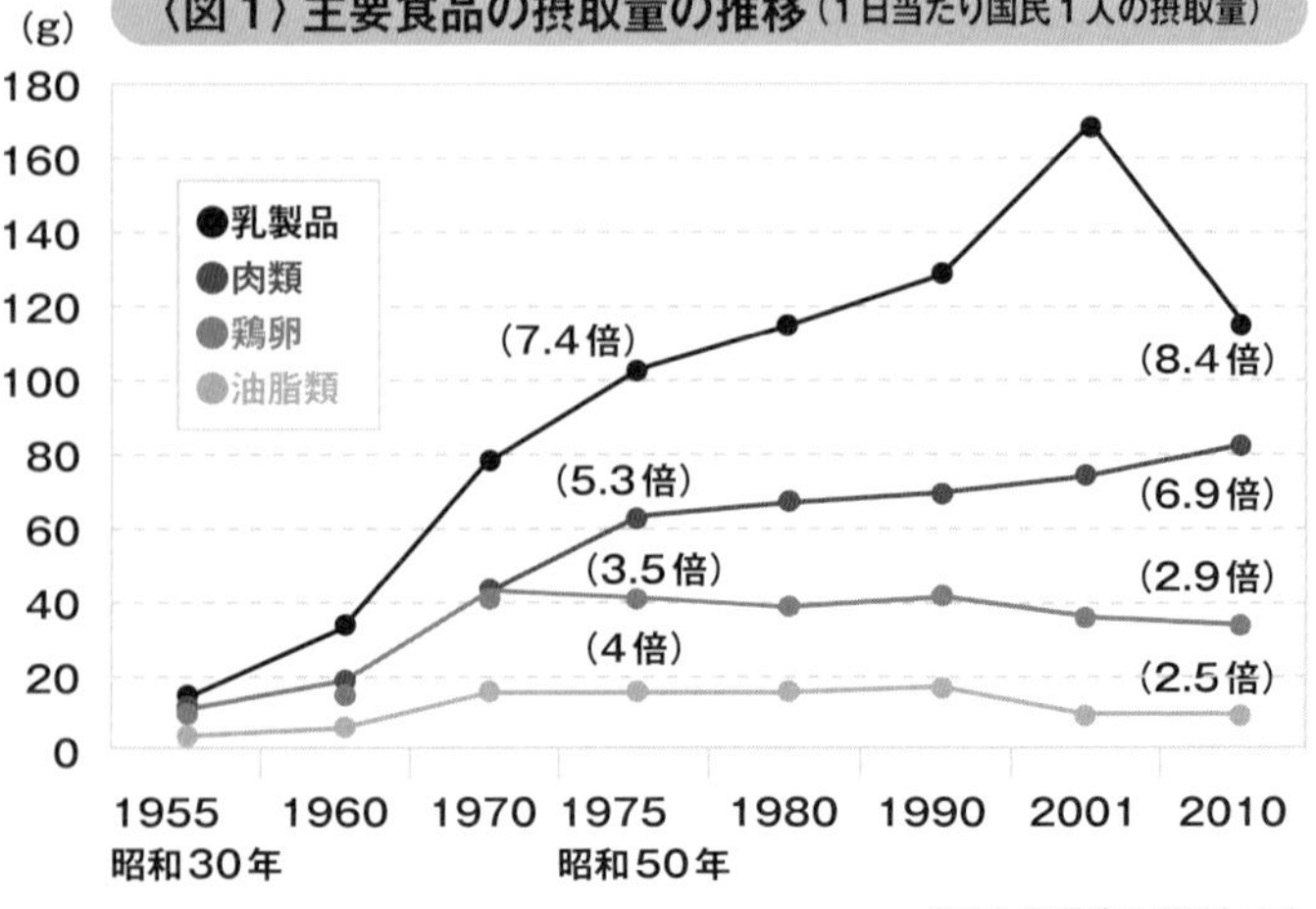

（厚生労働省の資料より）

和食療法なら続けやすく、家族にもメリットが多い

小崎●昭和30年代の洋風食は、外食などで食べる〝ご馳走〟としての印象があったように思います。でも、昭和50年代には洋風食は家庭の食卓にも浸透していましたものね。卵と油脂が約4倍、肉類が約5倍、牛乳（乳製品）が約7倍とは、体も悲鳴を上げて当然です。

永田◆実際に和食療法を実践すると、アトピーが次第に良くなっていくだけでなく、お腹のトラブルや熱が出やすい、頭痛や倦怠感などの悩みも解消していきます。

さらに、和食に付き合った両親も「便秘が治った」「片頭痛がなくなった」「スギ花粉症が軽くなった」など、以前あった不健康な悩みが次々と解消されていきました。これは、協力された両親への〝ご褒美〟ともなりました。

なかには、人間ドックや健康診断を受けられた両親や祖父母で、異常値を指摘されていたけれど、和食に付き合っていたら、すべて正常化したと喜びの声も聞かれます。和食の効果はデータが改善されただけでなく、体調の良さにも現れ、とても爽

快だと喜ばれます。

　現代は過食時代に入っていますので、和食回帰はアトピーの子どもばかりでなく、生活習慣病の予備軍でもある両親や祖父母にも非常に役立つことがわかります。そこから、治療食という概念を脱して「和食回帰を家族そろって実践してもらおう」というキャッチフレーズが生まれました。

　その結果、子どもたちもいじけることなく食事療法が続けられるため、治療効果がぐんと上がってきました。お母さんにとっても、以前は除去食と家族分と二通り作っていたのが、一通りで済むのでとても楽になりました。そのうえ、家族の生活習慣病が防げるのですから〝一石三鳥〟のメリットが得られます。

アトピーを治せるのは、永田先生しかいない！

小崎●永田先生の講演を初めて聞いたのは平成12年のことでした。「子どもたちのアトピーを治せるのは、もうこの先生しかいない！」と直感し、私が一方的に思いを寄せていました。
　ふたば幼稚園では和食給食に力を入れ始めてから、園児たちの健康状態が目に見えて良くなり、集中力もついて落ち着きが出てきたことを実感していました。家庭でも和食中心の食事を心がけていただくために、平成18年から、年に一度、福岡女子大学と共同で1週間の食事調査（3食×7日分）を行っています。

この食事調査を初めて実施するにあたり、これには、ぜひとも小児科の医師にも参加してもらいたいという大学側の強い希望もあり、ならば永田先生にふたたび幼稚園の園医を兼ねてご協力をお願いするしかないと考え、お手紙をしたためた次第です。

永田◆はい、熱烈なラブレターをいただきました。小崎園長の熱意に打たれ、手紙を読んですぐに電話をしまして、二つ返事で引き受けさせていただきました。

小崎●永田先生がご決断くださったおかげで、大学と小児科医と幼稚園の三者共同での「子どもの食育を考える会」を立ち上げることができました。

私が子どもたちに異変を感じ始めたのは今から30年ほど前でしょうか。子どもは大人に比べて体温が高いのが普通ですから、抱っこすると温かさが伝わってくるはずなんです。ところが冷たく感じる子どもが何人かいて、特異体質なのかと不思議に思っていたら、そのうちボリボリと掻《か》く姿が目に留まり始め、ひどく痒がったり、落ち着きがなく奇声を発したりと、いろいろな姿が見えてくるようになりました。低体温症やアトピー性皮膚炎の子がだんだんと増えてきたのです。

他にも、朝、登園してきた子どもたちの口から甘い匂いがしてくることに気づきました。「おはよう！」と声をかけながら、日頃から気にかかっている男の子に「今日、朝ご飯、何食べた？」と尋ねたら、「メロンパンとジュース」と答えました。その子は、いつも体をボリボリと掻くし、顔に精気もない。気になって、朝、何を食べてきたかを毎日何気なく質問するようにしたのです。そうしたら、飲み物とパンの種類が変わるだけで、毎日パン食でした。

永田◆そうですね、今の時代、朝食はパン食という家庭も多いと思います。

小崎●それが朝食だけじゃなかったのです。ふたば幼稚園では火曜と木曜はお弁当を持参してもらうのですが、ある日この子のお弁当の中身を見てみたところ、何とお弁当箱にもまた菓子パンがザクザクと切って入れてあったのです。朝ご飯もパンだし、この子は家庭でお米を食べていないことがわかりました。そこで、ひどい痒みは食事に原因があるのではないかと疑うようになったのです。

そんなタイミングで「食の異変が、子どもたちの健康を害している」というテーマに切り込んだ永田先生の講演を聴いたわけです。我が意を得たり、の思いでした。そして、身体からSOSを発している子どもがどんどん増えていることに将来への不安を感じ、経済一点張りの社会のあり方にも怒りを覚え、行動を起こさずにはいられませんでした。

私は早速、福岡女子大学の農学博士で納豆の研究をしていらした白石淳准教授（当時）の研究室をお訪ねしました。そこで「現代におけるカロリー重視の栄養学の捉え方は、どこか思い違いではないですか？　私たち日本人のDNAに沿ったものではないですよね」と、私の思いや考えをぶつけてみたのです。すると先生は即座に「その通りです。私たちは農耕民族で、瑞穂《みずほ》の国は米の文化ですから、ご飯中心の和食が基本です」と仰いました。

さらに、もう一人対応してくださった方が、やはり和食に強い関心をお持ちであった同大学給食経営研究室の宗像壽子《むなかたとしこ》准教授でした。

お二人は熱心に私の話に耳を傾けてくださり、早速ふたば幼稚園を訪ねてくださいました。子どもたちが和食給食をおいしそうに食べる光景をご覧になり、「これはちょっと検証してみる価値がありますね」と言われました。

「食民地化」で大きく歪みだした日本の未来

小崎●日本は戦争に負けたことで「植民地」ならぬ「食民地」にされたようなものです。沖縄を見たら顕著ですよ。長寿を誇ってきた島が、アメリカ軍が入ってきたことで食文化が激変し、平均寿命がどんどん短くなってきています。〝沖縄クライシス〟といわれていますね。1972年に日本の国土として取り戻すことはできましたが、食と健康を完全に取り戻すことはできません。敗戦国としての弊害は、今もこうして続いています。

永田◆戦後しばらく、我が国では食糧難の時代が続きました。それを見かねてアメリカから余剰農産物である小麦や粉ミルクが学校給食に大量に提供されました。当時は大変ありがたかったのですが、主食が米からパンに替わり、これが伝統的和食から洋風化へと大転換するきっかけになったのです。

主食がパンになると、それにつれて副食も、魚料理から肉料理へと変わっていきます。その結果、我が国の食料の大半をアメリカの農産物に依存せざるを得なくなり、ついに伝統的和食が崩壊していきました。欧米人と体質の異なる日本人が洋風化された食生活を続けていけば、どんな健康被害が発生してくるでしょうか？

その回答が、現代病といわれる〝生活習慣病とアレルギー疾患の多発〟という形で現れてきたのだと私は考えています。

ある国を支配するために、昔はその国と戦争して勝利することが求められました。現代は、戦争という手段なしでも、エネルギー源・食料・マスコミュニケーション（情報源）、そのいずれかを掌握できれば、その国を支配できるといわれます。

農産物の自給率を高め、日本人の体質に適した伝統的和食に回帰することが取りも直さず健康回復に直結していると思います。

小崎●日本は瑞穂の国です。主食である米が豊かに実っているにもかかわらず、戦後の食糧難の時代を過ぎても、給食でわざわざパンを出してきたのです。当然、お米の消費量も減りますよ。米が余って国が減反政策まで施行して、これではお米農家さんは成り立たなくなります。

その一方で、乳牛の酪農家さんの需要は増える一方だったでしょう。昨今は少子化の影響などもあり、牛乳の消費量をいかに下げないようにするかが、乳業メーカーの最大の課題になっているはずです。

内因性アトピー性皮膚炎とは何か？

永田◆最近はアレルギー反応と関係がない「内因性アトピー性皮膚炎」の存在が注目されています。

これまで、アトピー性皮膚炎は「アトピー素因があり、皮膚が乾燥し皮膚のバリア機能が障害されて、外部からのさまざまな要因が刺激となって皮膚に炎症が引き起こされ、その結果、皮膚炎が発症する」と定義づけられ、何らかの形でアレルギーが関与しているとされました。新たに「内因性アトピー性皮膚炎」が登場したため、この従来のタイプは「外因性アトピー性皮膚炎」と呼ばれます。

近年どんなにアレルギー検査を行っても、アレルギーを伴わない症例が増えてきたのです。そこで、これまでの概念を変更して、「内因性アトピー性皮膚炎」と呼ぶことになったようです。

治療面でも、これまでは外因性しか念頭になかったので、ステロイド外用剤や保湿剤で外側の守りに重点を置いてきたのですが、これではどうしても解決へつながらないことにようやく気づかれたのでしょう。

私流に言えば、この内因性タイプこそが洋風な食生活によって引き起こされたアトピー性皮膚炎そのものです。アレルギー体質を伴わない場合は、いかなるアレルギー検査を駆使しても見つからない領域ですから。

食べ過ぎて体内で完全に処理できなかった〝余分なお荷物〟が、皮膚へ排出されて皮膚炎が引き起こされると考えているわけですから、新たに登場した「内因性アトピー性皮膚炎」と見事に合致しています。

では、患者さん側の主な実体験をまとめてみましょう。

❶アトピーの激しい痒みは「皮膚の深い部位から湧き出てくる」との訴え

❷食べ過ぎるとアトピーが悪化するが、食事を減らすと軽快するという現象

❸湿疹《しっしん》の出現する順序は、血液循環が良い頭や顔から出現し、回復する時も同様に上から下の順に治っていく

これらの現象などを鑑みると、過食して生じた原因物質が、消化管から血液に吸

収され、皮膚へ運ばれて皮膚炎が発症してくるというイメージが湧いてくるのです。そこで私は、逆に皮膚の深層（内部）から敵に攻められていると考えて、原因になる物質（食物）を摂取しない（侵入させない）という策戦（内側からの防護対策）に重点を置いて、外側の守り（保湿）は不要だと考えたのです。

食事療法によって再生したアトピー患者さんの皮膚は、スベスベして光沢があり、保湿などの手当てが全く必要ないことを告げています。こうして見ると、皮膚科で指摘されている先の特徴像は、アトピーの原因ではなく、アトピーになった後に生じた二次的現象と解釈することもできます。

我が国の高度経済発展とともに食生活が洋風化し、それに伴ってアトピーも全国津々浦々で増加してきました。私は、洋風な食生活、なかでも「牛乳・鶏卵・植物油」の摂《と》り過ぎが大きな要因だということに気づいて、アトピー対策の発想を変えたことで、大きな成果を上げることができました。アトピーは皮膚病変のみにとらわれずに、内臓、特に消化器の働きにも注目することが大事です。

成長期の子どもに〝乾燥肌〟は存在しない

永田◆生まれたての赤ちゃんから成人に至るまで、さまざまな皮膚病を観察しているうちに次のようなことがわかりました。

主に、母乳栄養中の乳児には、初めに頭に「脂漏《しろう》性湿疹」が現れます。次に顔に出ると「顔面湿疹」。さらに、首や胸、お腹にザラつき（入浴時に赤く見える）が見られると「乳児湿疹」です。これは、湿疹が血液循環の良い場所から順に、余分なお荷物が運ばれている様子を見事に反映しています。湿疹がさらに悪化し、全身へ拡大していくと、ついに「アトピー性皮膚炎」の完成です。

これらの皮膚病は、食生活が不適切な際に出現する順序と範囲と重さの程度の違いによるだけで、すべて一連の流れの中で推移しています。もちろん、これらのお荷物はお母さんが食べ過ぎた結果、処理できずに母乳を介して赤ちゃんに伝わったものです。

しかし皮膚科では、これらにはそれぞれ独立した病名がつき、ステロイド外用剤が手軽に使われ、常に皮膚表面を保湿する治療が施されています。このような発想で治療を受けて解決できれば問題はないのですが、実際に深い悩みを抱えて受診される多くの患者さんに接していると、それは否定的です。

小崎●確かに、アトピーの患者さんからは、ステロイド外用剤と一緒に処方される保湿剤のべたつきが不快で、その効果にも疑問を感じているという話を聞いたことがあります。

永田◆アトピーを「食生活が不適切な場合に皮膚に現れる現象」と捉えると、患者さんは、外部に向かって敏感かつ必死にSOSを発している姿とも解釈できます。

客観的な見方ができる10歳以上の患者さんでは、「寝つく頃、耐《た》えられない痒みが皮膚の深い部分から湧き出てくるように感じる」「皮膚の中を虫が這《は》っているように感じる」などと訴えます。とにかく、強烈な痒みは深い部位から生じているようです。ですから、一旦掻き出すと1時間でも2時間でも狂ったように掻き続けます。

このように臨床的な観察および、先述した湿疹の出現順序は血液循環の良い場所から現れる様子も熟慮すると、「アトピーは、余分なお荷物が消化管から血液に吸収されて、それらが皮膚へ運ばれている現象」と解釈できます。実態を証明できていないので、これはあくまでも私の仮説です。

つまり、アトピーの原因は外から侵入してくるのではなく、体内から生じるのですから、保湿して外部をどんなに補強しても効果がないことが理解できます。その証拠に、どんなに頑固な乾燥肌の人でも、和食に戻して、植物油と米を適切に調節すると、数カ月内にスベスベしたきれいな皮膚が再生します。もちろん、保湿剤は一切使いません。

このような経験から、私は、成長期の子どもには〝乾燥肌〟は存在しない、そして、乾燥肌は不適切な食生活の一つの表現にすぎないと考えています。まさに「敵は本能寺にあり」です。

アトピーは皮膚の大火事、外用ステロイドは消火剤！

永田◆アトピーの治療に和食療法を始めてからの数年間、私は、ステロイド外用剤をはじめ、薬剤は一切使いませんでした。この和食療法がアトピーに本当に役立つかどうかを正しく評価するためです。当時の患者さんはこのつらさによく耐えて克服されました。

2年間観察して、治療効果を検討した時、大変驚きました。軽症例を除き、「中等症・重症例」で15歳以下の患者さん540名のうち、実に約70%の患者さんで、湿疹が全く消えて健康な皮膚が見事に再生し解決できたのです。

感動のあまり、全国の悩んでいる方々へこの吉報を提供してほしいと願い、早速日本アレルギー学会でこの方法を発表しました。ところが治療成績があまりにも良すぎたことや、私が皮膚科の専門医でなかったことなどから、残念ながら皮膚科の医師たちには、にわかには信じてもらえませんでした。そこで、全国の悩める患者さん向けに数冊の著書を出版しました。最近では『油を断てばアトピーはここまで治る』（三笠書房）、『アトピーは和食で治せ！』（角川書店）を通して「和食療法」をお勧めしています。

洋風な食生活がアトピーの主な要因であることを確認できて以降、この和食療法にステロイド外用剤を併用するようになり、さらに早期に解決できるようになりました。もちろん私は、薬による治療を否定しているわけではありません。痒みの恐怖のために眠れないとか、育児困難に陥っている患者さんにとっては、ステロイド外用剤はとてもありがたい薬です。

小崎●ステロイド剤を使うことに抵抗される方も多いですよね？

永田◆アトピーは皮膚レベルの火事で、その燃料に当たるのが、自身で燃焼しきれなかった余分な〝お荷物〟だと考えます。火事に水をかけて消火するのが、ステロイド外用剤の役目です。初期には積極的に消火するほうが良いのです。

　こうした私の考えを初めて聞かれるお母さん方は、ステロイド剤を一度使い始めたら、やめられなくなるとの過去のイメージから、とても躊躇《ちゅうちょ》されます。しかし、和食療法により新たな燃料（＝お荷物）は補充しないわけですから、どんなに大火事でも必ず鎮火し、ついには消火する場所がなく

ステロイド外用剤の強さは5段階!

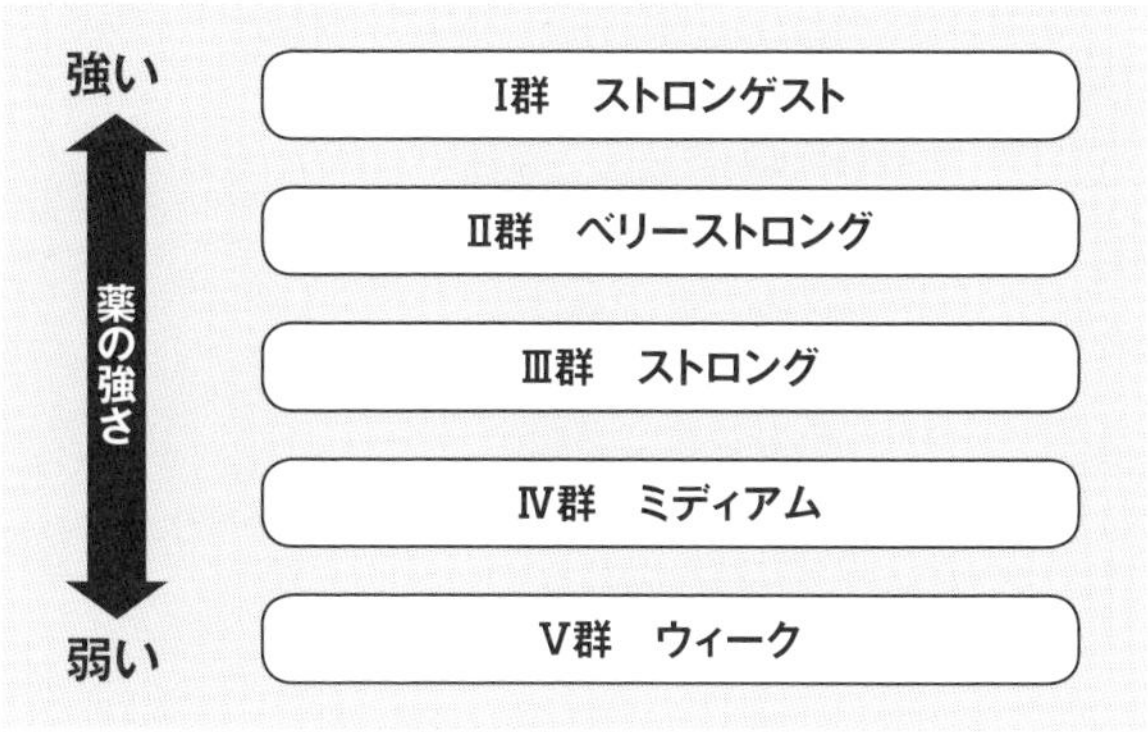

なります。ですから「ステロイド外用剤の塗り納めだと思って、短期間、感謝しながら使いましょう」と言ってお勧めしています。

ステロイド外用剤（塗り薬）の上手な使い方

永田◆ステロイド外用剤は、強さの程度により5段階に分かれています。

一般的に皮膚科では、弱めのクラスから処方し、効かなければだんだん強いクラスに上げていく方法（ステップアップ法）が多いようです。

私の経験上、皮膚が大火事の状態にある重症アトピーの場合、まずは、ドンと十分な水をかけて消火する方法をお勧めします。初期消火がいかに大切であるかは、火事もアトピーも同じです。

たとえば、クラスⅢから始めて、火の勢いが弱まったところでクラスⅣへ下げます（ステップダウン法）。これを逆に、クラスⅣから始めると火の勢いを抑えられず、無駄に水をかけてしまうことになります。しかも、アトピーの重い症状と悩みは持続しているわけですから、引き合いません。

まず、早く熟睡できるようにします。熟睡しないと回復力が出ないからです。次に、湿疹部位を掻き破らないように、痒がる時（日に3～4回）、しっかりステロイド外用剤を塗ります。掻くとアトピーを悪化させることになるからです。

多くは、2～4週間後には火事の規模と範囲がかなり縮小し、消火作業も楽になります。そして、健康な白い皮膚が再生してくるのが観察できます。さらに数カ月後には、時々消火するだけで済み、ついにはスベスベした皮膚が再生してきます。これが、「塗り納め」までのおよその経過です。

小崎●消火活動が功を奏し、きれいな皮膚が再生しても、条件の悪い食事に戻ると症状がぶり返すようなこともありますか？

永田◆一旦、湿疹や痒みが消えてステロイド外用剤が不要となっても、アトピーが治ったわけではありません。皮膚レベルの過敏なアレルギー反応はまだ残っています。火事でいえば〝くすぶり状態〟にあるわけです。不徹底な食事をした翌日に〝小火《ぼや》〟が見られます。何度も言いますが、初期消火が大事です。直ちに、手持ちの消火器で火を消し止めましょう。

その際、これまでの学習からお母さんもお子さんも、食事との因果関係がわかっているので不安なく対処できます。時には、お祝い事やイベントに参加して、仲間と楽しくおいしいものを食べて、ハメを外す日があってもいいでしょう。それこそ〝自己責任〟でできますから。

和食療法では「リバウンド反応」は見られない

永田◆条件の悪い不徹底な食事をした翌日にアトピーの症状がぶり返す、と先ほど話しましたが、では和食療法の場合、一般にいわれる〝リバウンド反応〟は起こるでしょうか？

もう気づかれたと思いますが、リバウンド反応は「起きない」が正解です。なぜなら和食療法では、これまで常に補充していた燃料を断つわけですから、たとえ大火事でも火の勢いは次第に弱まって鎮火していくはずです。

それでは、リバウンド反応がなぜ起こるのかを考えてみましょう。

以前は、食べ過ぎて余分なお荷物が燃料として毎日補充され、皮膚レベルで大火事が続いたのです。盛んに燃える炎を、ステロイド外用剤でかろうじて消し止めていた作業を急に止めたらどうなるでしょうか？

燃料の補充が続けば、火の勢いは一層激しくなるでしょう。いかに燃料を断つか、そしてステロイド外用剤をいかに有効に使うか。これらの不徹底こそがリバウンド反応の正体です。まさに、「火を見るより明らか」です。

小崎●実はまだ燃料が補充されているところに、勝手な自己判断でステロイド外用剤の使用を中断してはいけないということですね。

重症例では、「噴き出し現象」が現れることも

小崎●和食療法を始めると、リバウンド反応を起こすことなく、アトピーは順調に軽快していくのですか?

永田◆重症例で食事療法後、強烈な痒みと紅潮した赤みが消えて喜んでいると、突然、治療前のつらい状態が顔から部分的に再現し、数日の周期で上から下へ順序よく一過性に吹き抜ける現象が出現することがあります。この現象は、湿疹が全身で前よりもさらに増悪する先述した「リバウンド反応」とは明らかに異なります。回復

過程で見られる反応ですので、これを「噴き出し現象」と呼んでいます。
では、7歳・男児の重症例（顔に滲出液《しんしゅつ》が見られ、全身が紅潮）で初めて経験した「噴き出し現象」を具体的に紹介します。この時は、ステロイド外用剤は使用していません。

〈和食療法開始から数日後〉

顔から滲出液が出なくなり、激しい痒みも軽減。全身の紅潮した状態も下火になり、一家で喜んでおられました。

↓

〈8日目〉

顔が真っ赤に腫れて、再び滲出液が出て、まるで突然の嵐に見舞われたような感じです。また元に戻ったと落ち込んで受診されました。そこで入院してもらい、一緒に観察することにしました。以前のつらい状態は顔に出現しているだけで、身体の他の部位には炎症は見られません。

↓

〈10日目〉

嵐のような炎症部分が胸に帯状に出現してきました。顔では滲出液が出なくなって乾燥しています。

↓

〈12日目〉

嵐は腹部に帯状に下降してきました。顔は赤みが引いて乾燥し、傷んだ皮膚が剥げ落ちてきました。これは「健康な皮膚が再生して、不要になった傷んだ皮膚が落ち葉のように剥げ落ちてきた」と直感しました。

↓

〈14日目〉

嵐は下肢に及びました。そして、胸や腹部は赤みが引いて、嵐が去って穏やかな状態に回復していました。

このような一連の反応が1週間隔で数回繰り返されました。再現する炎症反応の規模は、最初が最も大きく、回を追うごとに次第に小さくなり、3回目以降は楽に耐えられるようになりました。

この炎症反応は、常に部分的で上から下へ規則正しく下降していきます。従って、つらい状態も一部だけですので、その部位のみステロイド外用剤を塗布すれば楽に凌《しの》げます。先の全身が悪化するリバウンド反応とは、全く違います。そこで、これは回復期に見られる皮膚の再生現象と解釈して「噴き出し現象」と呼ぶことにしました。

小崎●噴き出し現象を理解していないと、治療がうまくいっていないと勘違いして不安になってしまいますね。回復までにはやはり個人差があるものなのですね。

成人のアトピーでは、皮膚の再生周期は健康時の半分！乳児の再生周期は、成人より4〜5倍速い

永田◆さらに新たな発見がありました。この噴き出し現象を介して、病的な状態にある時の皮膚の再生周期（ターンオーバー）がわかったのです。乳児が3〜4日で最も短く、次いで幼児・学童で5〜7日、成人では約2週間となります。

一般に、健康な成人では皮膚の再生周期は4週間といわれています。とすると、アトピー状態の成人の皮膚は、健康な成人の皮膚に比べると2倍速く再生されること

になります。

また大事なことは、この噴き出し現象は睡眠を十分に取り、すっかり健康になって回復力が復活しないと出現しないということです。たとえ、アトピーが皮膚病であっても、健康管理をおろそかにしていては、回復が遠くなるということです。

ただし、この噴き出し現象は、食物アレルギーのないケース、軽症・中等症例では見られません。しかも、食事療法を徹底し、回復力が出てきた場合にのみ見られます。

小崎●いろいろと条件が整えば、皮膚自体が「治そう！」と再生周期を早めているようにも思えます。人体の機能というのは、本当にすごいと感心します。

〝痰湿《たんしつ》〟（お荷物）を外部へ出せる人と体内に溜める人がいる

永田◆体内で処理できなかった余分なものを〝お荷物〟と呼んできましたが、東洋医学ではこれを〝痰湿〟と呼び、全身の臓器や組織に運ばれて、病気を引き起こすと考えられています。
アトピーのお子さんの和食療法に付き合った両親や祖父母も人間ドックでの異常

データが正常化し、生活習慣病が軽快していくという報告をよく聞くようになり、次のような仮説が浮かびました。

過食により産生された痰湿を、外部へ排出して皮膚病や呼吸器疾患になるタイプと、体内に溜め込んで生活習慣病になるタイプの人がいるということです。以後、前者を「排出型」、後者を「蓄積型」と表現します。

「排出型」では、痰湿を排出できる場所は皮膚系と呼吸器系です。皮膚に出ると、アトピー性皮膚炎、慢性じん麻疹をはじめ、さまざまな皮膚病が現れます。呼吸器系へ出ると、アレルギー性鼻炎・副鼻腔炎、気管支ぜんそくが引き起こされます。現代医学ではこれらの病気はすべて「アレルギー疾患」として分類されたのです。それが悲劇の始まりです。

確かに、一部にアレルギーが原因である場合もありますが、大半は原因不明ですので、アレルギー対策も効果がありません。主な原因が〝食べ過ぎ〟だからです。

一方「蓄積型」では、全身の臓器に痰湿が溜まっていき、機能低下が現れた最初の臓器から病名がつけられます。脂肪肝から始まり、糖尿病へと進展し、さらに動脈硬化などへ移行します。脂肪肝のレベルで予防対策を立てなければ、その後この痰湿はどんどん蓄積されて〝ドミノ倒し〟のように複数の生活習慣病を伴っていきます。

その先には、認知症やガンが控えています。

現代病といわれるアレルギー疾患と生活習慣病が、近年増加の一途を辿っていて、薬物療法では解決できないことが理解してもらえるのではないでしょうか。

小崎●「排出型」と「蓄積型」のタイプで、不調や病気の傾向が異なることを認識していれば、何をどれだけ食べたら、どんなサインが出るのかも察知しやすいですね。まさに食事の質と量の見極めこそが、長生きの秘訣なのではないでしょうか。

永田◆「排出型」と「蓄積型」の両者を比較すると、防衛反応はどちらが敏感でしょうか。私は、「排出型」のほうだと思います。不適切な食生活の際に、「排出型」では皮膚のトラブルとして警告し、助けを求めている、いわば〝SOS信号〟を出している姿と解釈できます。

一方、「蓄積型」は痰湿を長い期間体内に蓄積して、大事な臓器の機能障害を起こした時に初めて気づかれますが、その段階ではかなり深刻な状態です。

すなわち、乳幼児は防衛反応が敏感だから「排出型」で、現代医学でいわれる〝アレルギー疾患〟として警告してくる例が多いわけです。一方、そう敏感でない成人では「蓄積型」の生活習慣病として表現することが多いと解釈しています。

そういう訳で、「排出型」のほうがより長生きできるでしょう。私の経験では、和食好みのタイプの人に「排出型」が多いように感じられます。

小崎●処理しきれなかった痰湿が、全身の臓器や組織に運ばれて病気を引き起こすという東洋医学の考え方、そして永田先生の経験からの仮説には納得がいきます。

また、新薬や抗生物質を多用する西洋医学には抵抗がありますが、漢方薬は昔からあり、身体の治癒力に優しく働きかける印象があります。

抗生物質は散弾銃、漢方薬は平和的

永田◆小崎園長が仰るとおり、東洋医学の理論に従って漢方薬を使用すれば問題はありません。なかには、虚弱体質で頻繁にお腹をこわす、食が細い、体力がない、よく熱を出す（易感染性）など現代医学ではカバーしきれない領域があります。自力で成長に必要なエネルギーと栄養分を吸収できないためです。

そのような虚弱傾向児向けに、胃腸の働きを高めたり、元気を補ったり、体力をつけて回復力が増す処方がちゃんと準備されています。このあたりは、漢方薬の独壇場です。もちろん一定期間、漢方薬を服用して虚弱体質が改善され、健康な成長軌道に乗ってからは漢方薬に頼る必要はありません。

小崎●風邪などの発熱でも、病院ではすぐに抗生物質を処方しますよね。菌をやっつけるために体が意図的に熱を出しているのに、強い薬でねじ伏せるのは結果的に体を弱くしていると思います。普通の風邪くらいで病院にかかるのはむしろマイナス面が大きいと思います。抗生物質は確かに悪い菌をやっつけてくれますが、同時に良い菌も殺してしまいますからね。

永田◆抗生物質は細菌を殺すための散弾銃に相当します。細菌に命中した弾はいいですけど、当たらなかった弾は体を直撃していますよね。その分のダメージも受けているでしょう。

漢方では、風邪に対して麻黄湯《まおうとう》や葛根湯《かっこんとう》で体を温めて発汗を促します。汗と一緒に病原体（細菌やウイルス）を追い出すという考えです。漢方薬で治るとスカッとします。1〜2日寝込んでいると、病原体が去っていった瞬間が自分でもわかるのです。汗と一緒に病原体を追い出しただけなので生体をどこも傷めていませんから、平和的に解決しています。そう、漢方薬は「平和的」なのです。

食事バランスを正確に評価する方法を開発

永田◆和食療法を栄養士とともに指導してきた中で、患者さんが実際に正しく実行できているかを判定する方法が必要となってきました。アトピーの治り方に早い・遅いが生じた時、うまく食事療法が実践されているかを確認するためです。お母さんへの聞き取り調査や数日間の食事内容を記録してもらう方法では、信頼性が乏しいからです。脂質栄養学の進歩によりそれが実現できました。

人の血液には24種類の脂肪酸が含まれていますが、その中で食事に関係ある主要成分は、次の通りです。

◉n-3（オメガ3）系＝和食系

α-リノレン酸……野菜と海草類および亜麻仁油、えごま油などの摂取量が反映される

エイコサペンタエン酸（ＥＰＡ）、ドコサヘキサエン酸（ＤＨＡ）……魚類（特に青魚）

摂取量が反映される

◉n-6（オメガ6）系＝洋風食系

リノール酸……市販のサラダ油や食用油（加工食品も含む）など植物油の摂取量が反映される

アラキドン酸……肉類と鶏卵の摂取量が反映される

採血をしてこれらの脂肪酸を分析すると、およそ1カ月間の食事内容が評価できるのです。

そこで、昭和30年代の基準値を作成するために、アトピー性皮膚炎の乳児に母乳栄養中のお母さんに協力をお願いしました。我が子のために苦労をいとわず徹底して和食の食事を実践されている方たちだからです。そして「和食＋油抜き」の伝統的和食を約4カ月続けてもらった後、分析した結果は、昭和30年代の予測値を上回るほど優れていました。〈P57／図2・「伝統的和食」データ〉

ここで、アレルギー反応にブレーキをかけるか、アクセルを踏むかの分岐点は、n-6／n-3の比率です。昭和30年代が3と推測されていますので、3以下なら〃和食パターン〟と判定され、アレルギー反応を抑制しています。一方、3を超えると〝洋風食パターン〟と判定され、アレルギー反応を促進しています。

このようにして、患者さんの食事バランスを正確に評価できるようになって、具体的かつ的確な食事指導ができるようになり、アトピーの治療効果に十分反映できています。

なお、この検査は当小児科（下関市立市民病院）で開発したもので、他の施設ではできません。

20年前、子どもの食生活は洋風食パターンへ大きく移行していた

永田◆先に紹介した食事バランスの評価法を用いて、1996年（平成8年）に一般の健康な人々の食生活を調査することにしました。対象は、地元（下関市）の小学・高学年の健康児101名です。調査の趣旨を理解されたうえで協力してもらいました。

結果は、かなり〝洋風食パターン〟へ移行していることがわかりました。〈図2・「健康学童」データ〉

健康レベルを維持する基準値として、1980年平井（千葉県・漁村）のデータを選びました。
n-3系脂肪酸：野菜の摂取量は学童0・6（重量％）で、基準値0・7に比べると摂取率86％で合格範囲です。ところが、魚の摂取量は学童4・7（重量％）で、基準値10・9に比べると摂取率43％となり、半分以下でかなり不足しています。
n-6系脂肪酸：リノール酸（植物油）の摂取量は学童29・9（重量％）で、基準値の27・7に比べると摂取率108％となり合格範囲です。同様に肉と卵の摂取率は85％と少なめです。
健康を左右するn-6／n-3比は、学童では6・67となり、「健康レベル」を維持する基

〈図2〉食事バランスの比較

	伝統的和食＊（福岡・山口県）n=27	千葉県・漁村 n=42	健康学童（下関市）n=101
脂肪酸の種類	1994　永田	1980　平井	1996　永田
(n-3) α-リノレン酸	1.1 (wt%)	0.7 (wt%)	0.6 (wt%)
EPA+DHA	12.6	10.9	4.7
(n-6) リノール酸	23.5	27.7	29.9
アラキドン酸	6.5	6.8	5.8
n-6／n-3	2.2	3.0	6.67
	治療レベル	健康レベル	病気へ傾斜

（＊母乳栄養中のアトピー性皮膚炎乳児の治療目的で、
「和食＋油抜き」を約4カ月間実践した授乳婦の血液）

準値の3を大幅に上回って、毎日の食事でアレルギー体質および動脈硬化などを促進していることになります。両親を含む家族の方たちも同様な傾向と推察されます。

従って、今後健康を維持するためには、魚の摂取量を以前より2倍量増やす必要があります。加えて、野菜類の摂取量を少し増やし、植物油を控える方向へ工夫すると理想的です。

ここで重要な点は、n-3系は基準値を超すほど有利になりますが、逆にn-6系は基準値を超えるほど不利になるということです。

このように、食事バランスの評価法を活用するようになって、食事指導がより具体的になり、患者さん側も実践しやすくなったと好評です。

なお、アレルギー疾患の治療期間中は、1994年永田「伝統的和食」群の「治療レベル」のデータを参考にして、野菜の摂取量をさらに増やす一方で、植物油を除去することにより、効果が早く顕著に現れます。

もし、お子さんが複数のアレルギー疾患にかかっている場合、和食療法でn-6/n-3比を3以下に維持することができれば、すべての疾患に共通してアレルギー反応を抑制しますので、治療中の多くの薬剤が節約できますし、病院通いも次第に少なくなって、解決に向かっていくことでしょう。

我が国の食生活は〈P57／図2〉からもわかるように、20年前にはすでに、アレルギー疾患および生活習慣病を促進する食生活に突入していたのです。

6歳までの味覚教育が、一生の食と健康を左右する

小崎●まず、食事に対して、身体のためになるという考えが大切です。血や肉や骨を作り、脳を作る、それが食事です。昨今は、おやつ感覚で胃袋を満たすだけでいいと考える大人が増えてしまいました。

今の小学生は、甘味・酸味・塩味・苦味の味覚を正しく感知できない子が30〜40％もいるそうです。小さい頃から、ファストフード、インスタント食品、ジャンクフードの濃厚な味に慣れてしまったことが招いた結果でしょう。実に残念なことです。もともとは母乳の味や質の違いにも反応するほど、赤ちゃんの感性は敏感なのです。味覚教育は6歳までです。お母さんの手作りの離乳食、幼児食、和食を通して本物の味を舌と脳にインプットしてあげなくてはいけません。

永田◆和食の料理人になるためには、9歳までが勝負だそうです。どんなにテクニッ

クが優れていても〝味オンチ〟だと将来的にプロとして活躍できないと師匠に判断され、味覚のセンスが磨けないため、他の仕事に変えるようにアドバイスされるそうです。〝味覚は一生ものだ〟という意識を持って、お母さん方には特に幼少期の食事作りを頑張ってほしいです。

小崎●子どもたちの成長は、9つ＝9歳までが勝負だといわれています。人間の成長は竹の節と一緒で、3つ、6つ、9つの節々で必要な成長がきちんとクリアできていないと、自立した立派な人間になれないといった考え方です。

人の道を教えるのが人間教育なのですが、今は「教育＝5教科」になってしまっています。この5教科がまんべんなく優秀にできて、素晴らしい人間になるかというと決してそうではありません。身だしなみや気配りができ、自分よりも弱い人に手を差し伸べたり、自然を大事にしたり、人生の節目である大事な式の意味を理解できているかなど、5教科以上に大切なことがあるはずです。

3歳児だって和食大好き！

永田◆卵、牛乳（乳製品）、肉類の摂り過ぎで分解しきれなかったお荷物であるポリペプチド（アミノ酸がペプチド結合によって多数連なった化合物の総称）は一種の燃料ですから、運動量が多ければ燃焼できます。毎日スポーツをしているような人の場合には、だいたいは消費できます。部活帰りで「腹減った～、もう死にそう…」というくらいに完全燃焼している人なら、とんかつなどのパワフルなメニューでも処理できるでしょう。

ふたば幼稚園のように、自然環境に恵まれ、園庭だけでなく志賀島の海と山でダイナミックに体を動かしている園児たちは、食べたものを常に燃焼できていることでしょう。

小崎●うちの園児たちは、疲れないで遊び通しますよ。そして、体をいっぱい動かしているので、好き嫌いなんて関係なく和食もお代わりして食べます。

永田◆空腹は最高のごちそうと言いますからね。もちろん、無農薬野菜や地元の魚、海藻類、調味料まで、小崎園長が素材を吟味しているから味も質も最高なのでしょう。

小崎●ふたば幼稚園の給食は、麦ご飯、味噌汁、煮物、和え物、梅干し、納豆、漬物が基本です。よその園児に、ふたば幼稚園の給食をいきなり出しても、きっとおいしくは食べられないだろうと思います。

視察に来られた方々は「こんな和食を本当に子どもたちが喜んで食べるのですか?」と皆さん必ず質問されます。最初は食べられなくても、外でパワフルに遊ぶようになると、次第に食べるようになりますよ。3歳児もお代わりして食べています、と答えます。

永田先生が仰るように、完全燃焼しているから体が喜んで摂取していると思うのです。子どもはハンバーグ、スパゲッティ、ピザ、フライドチキンなどが大好きで、地味な和食には見向きもしないと大人側が勝手に決めつけているだけなのです。おいしく出汁をとって食べさせれば、喜んで食べてくれます。

永田◆ご飯メニューだからと安心できないのがカレーです。カレーが好きなお子さんが多いですよね。野菜もたくさん摂れて、作り置きもできて、忙しいお母さんには重宝されるメニューでしょう。けれども市販のインスタントルウで作るカレーは、油たっぷりの要注意メニューです。そこで、カレーを食べたい日には、2時間くらい外で走り回っておけばいいですよ。余った分でアレルギーなどの症状が出てくるのですから、燃焼できれば問題ないわけです。

運動量が多ければ燃焼しますからね。運動部にでも入って毎日ハードに体を動かすようになったら、アトピーが解決することが多いです。食べたものを燃焼できるようになれば、皮膚炎は「解決できた」ということになります。運動量が少なければ、高タンパク・高脂質の洋風メニューは控えたほうがいいでしょう。

和食給食で集中力と免疫力の向上を

永田◆食事を基本とした生活をきちんとすることで、学業にも大いにプラスに働くと思うのです。重症アトピーの13歳・男児の治療例を紹介します。

皮疹《ひしん》は、全身が紅潮して一部滲出液を伴う紅皮症《こうひ》で、強烈な痒みのため夜間も数回目覚めてとてもつらい思いをされて受診されました。皮疹の主因は、米と植物油です。食事バランスの評価法では、ｎ‐３系の野菜の摂取量は基準量の85％で適量、魚の摂取量は同40％と極端に少ない。一方、ｎ‐６系のリノール酸の摂取量が同１２２％で22％の摂り過ぎ、肉・卵の摂取量は同82％でした。ｎ‐６／ｎ‐３比は５・45と基準値の３を遙かに超えており、洋風食パターンでアトピーを毎日促進させていることがわかりました。

そこで、植物油と米を除去して、和食に戻す療法をしてもらいました。痒みが強い期間、ステロイド外用剤も併用しました。１～２週間後にはよく眠れるようになり、その後３カ月を過ぎた頃には、努力の甲斐あって皮疹も80％消失し、健康な皮膚が全身にかなり再生していました。食事バランスの評価法では、野菜の摂取量は基準量の１４８％、魚の摂取量は同74％、リノール酸の摂取量は同１００％、肉・卵の摂取量は同61％と全般に改善されました。また、ｎ‐６／ｎ‐３比も２・42で和食パターンに見事に改善されました。その結果、アレルギー反応にブレーキが強くかかり、短期間で立派に解決しています。

体調がすっかり良くなり、集中力も増して、学業成績も向上したそうです。ＤＨＡは脳の働きを促進することがわかっています。自然治癒力も増して以前の悪循環から好循環へと転換できています。まさに〝優等生〟です。

小崎◉そう思います。学力は食育からです。知・徳・体の基礎にあるのは食育です。だから学校給食を変えるべきなんです。

とある小学校の学校給食を視察した時、その年は確か世界の料理がテーマの給食でしたから、スペイン料理のパエリア、アジのフライ、オレンジ1個、牛乳という献立でした。これできっと1食600キロカロリーという数値合わせにはなっているのでしょう。

しかし、こんな油だらけの給食を毎日食べていたら、集中力も低下して無気力になり、学力にも影響を及ぼすのではないかと不安になります。健康な食事を摂ってこそ、脳の働きがあるのですから。このような状態では、子どもたちが我が国の将来をしっかり背負ってくれるか心配です。

和食に戻すと免疫力が増し、熱を出さなくなる

永田◆和食療法には、他にも大きなメリットがあります。以前はよく発熱していたけれど、和食に替えてから熱が出なくなるという事例をしばしば見ましたが、それがなぜなのか不思議でした。しかし、その解答を、免疫学者の安保《あぼ》徹先生から教わ

りました。

我々の身体の中に病原体が侵入してくると、直ちに免疫担当のマクロファージが仲間に司令を出して病原体を撲滅する仕組みになっています。ところが、高タンパク食から生じた中間産物のポリペプチドが体内に増えると、マクロファージはそれを異物と捉えて熱心に食べて処理するそうです。顕微鏡でその動きを発見した時、「マクロファージがとてもいじらしく見えた」と安保先生は感想を述べています。その結果、本業がおろそかになって、病原体の侵入を阻止できなくなります。

そこで、和食にして高タンパク・高脂質を控えると、マクロファージは本来の免疫機能を十分に発揮できます。その結果、ほとんど発熱しなくなり、通院しなくても済むようになるわけです。

小崎●安保先生の理論も、こうして永田先生の食事療法の理論にちゃんと結びついてくるのですね。患者さんを直接診察する医師の方々が、正しい見識で治療や相談に当たってほしいです。

集団給食では、どう対応していけばいいのでしょうか？

永田◆アトピーの治療中、問題になるのが集団給食のメニューです。昨今、給食にカタカナメニューや揚げ物料理が増えました。治療中には、揚げ物はどうしても避けたいのです。

園や学校施設内に給食室があれば、担当者と相談して〝鶏のから揚げ〟なら、揚げるのではなく鶏肉を煮る、焼くなど他の調理法にしてもらうこともできます。この際、「植物油は、揚げ物を避け、炒め物のみ可」と主治医からの診断書を提出します。

一方、給食がセンター方式や委託業者に外注方式の場合は、融通《ゆうずう》が利きませんので自宅からそれに代わるものを持参することになります。お子さんやお母さんにかなりの負担がかかりますので、できれば避けたいところです。

最近では、積極的に協力してくれる幼稚園や保育園が増えてきました。子どものアトピーが早期に改善され、園で皆と一緒に楽しく過ごすことができるわけですから、ぜひ協力してほしいですね。私の地元（下関市）の学校給食では、揚げ物を調理する際、植物油の使用量が極端に減って、診断書が不要になってきました。大変ありがたいことです。

また、米除去の場合は、週に3〜4回ある米飯給食の時のみ、自宅から代替品を持参します。もちろんその旨の診断書を提出しています。

小崎●和食中心にすると病気が軽快し、不安もなくなって集中力も学力も上がるわけですから、家庭の食卓はもちろんのこと学校給食も和食パターンに定着させたほうが良いと思います。

年々、うつ病も増えていると聞きますが、それにも食事が影響していると思うんですよ。コンビニエンスストアの存在も大きいと思います。夜中に不健康なものを買っては、夜更かしをして昼夜が逆転したり、残業帰りにコンビニ弁当を買って、電子レンジでチンして深夜一人で食べたりといった生活が続いたら、脳も体も悲鳴を上げますよ。それを、何でも薬で解決しようだなんて無理に決まっています。

永田◆慢性的に続く病気については、原因究明は非常に困難です。原因が単純ではないからです。アレルギー疾患の場合も、原因が純粋にアレルギーによるものか、あるいは植物油（＝リノール酸）の過剰摂取によって大量に産生されるロイコトリエン

（強力なアレルギー反応を引き起こす物質）が関与しているかを区別する必要があります。和食で植物油を徹底して除去すると、2～4週間後には何らかの変化が出てくるでしょう。良い反応が出た場合、それを続けていけばさらに効果が出てきます。
うつ病も、おそらく症状が出てくるまでには、さまざまな環境が複雑に絡み合っているだろうと思います。当然、食事や睡眠も大きく影響していると思いますが、それらを乱す要因が多々あるはずです。

小崎●やはり「食べて、遊んで、眠る」が基本だと思います。この三つがバランス良く繰り返されることで子どもは心身ともに健やかに育ちます。大人であれば、労働が加わり、それが大半を占めてくるでしょうけれど、その分、正しい食事と、質の良い睡眠は欠くことができません。

気負わずに、具だくさんの味噌汁作りから始めましょう

永田◆高タンパク・高脂質の食事が湿疹を引き起こすとしてお話ししてきましたが、現時点で考えられる目標とすべき摂取回数や量の目安をここで具体的にまとめてお

きましょう。（湿疹などの症状が出ている場合は別）

◉主食は1日お米2〜3食、小麦0〜1食
◉主菜は日常的には魚と豆を中心に、肉類は週2〜3回
◉副菜（野菜類）は旬の食材を使って毎食3〜4品（具だくさんの味噌汁でも可）
◉鶏卵は週2個
◉牛乳は必須ではないが、飲める場合は1日100〜200㎖

植物油に関しては、揚げ物やカレーなどのメニューは外で思いきり体を動かして燃焼しきった日限定の特別メニューとし、普段は炒め物程度にするように心がけるといいと思います。

副菜（野菜類）は毎食3〜4品と聞くと難しいと思われるかもしれませんが、具だくさんの味噌汁やお煮しめがあれば十分です。

小崎●季節の野菜、特に無農薬野菜であれば大根も人参も皮ごと使って、葉っぱもザクザクと切っておいしく食べられます。味噌汁に入れれば栄養分を逃すことなくいただだけます。ご飯と具だくさんの味噌汁をベースに考えれば、それほど難しいことはないのです。

ふたば幼稚園では、少しでもお母さん方の力になれればと、料理教室を年に数回開いています（P14）。子どもたちにも、どんなふうに野菜が育つのかを五感を通して学んでもらうために、畑で野菜を育て、野菜くずもたい肥にして土に返しています。収穫した大根を園の軒先に吊るして干し、たくあん漬けにもします。ふたば幼稚園の卒園記念品は〝自家製たくあん〟で、3月初旬には自分たちで漬けたたくあんを、それぞれお家に持って帰ります。

また、園児も一緒になって田植えと稲刈りをし、収穫したもち米でおはぎ作りをします。1個はできたてを幼稚園でいただき、2個はお家に持って帰って、まずは仏壇にお供えするよう、ご先祖様のお話も園児たちにしています。

年に4回、年少さん・年中さん・年長さん混合でグループに分かれ、調理実習も行っています（P12）。年中、楽しい食育で大忙しですよ。

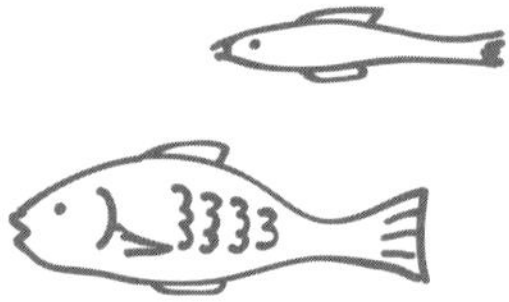

第2章

牛乳のおはなし

「牛乳を飲まないと、しっかり成長しない」は誤解

小崎● 以前、永田先生は福岡女子大学で講演された際に、牛乳を毎日飲む習慣には問題もあるというようなお話をされていましたよね？

永田◆ たしか、福岡女子大学主催の市民公開講座だったかと思います。私たち伝統的和食を推奨するグループと、現代栄養学の最先端を行くグループとでは、考えは相反するわけです。伝統的和食派の私と、現代栄養学派の先生とを講演でぶつけたんです。なかなか面白い講演会でしたね。

小崎● その2〜3年後には、白石淳准教授が代表委員をされている産官学技術交流会主催で、「子どもが健全で健康に育つための食」というシンポジウムが福岡女子大学にて開催されました。この時、『粗食のすすめ』（新潮社）や『変な給食』（ブックマン社）の著書で知られる管理栄養士の幕内秀夫さんが講師として基調講演をされましたが、その質疑応答の時間の白熱したやり取りは今でも忘れられません。

現代栄養学の専門家が「その食事内容では栄養不足になりませんか?」と、想定通り質問されたところ、幕内氏はすかさず「カロリーベース中心の栄養学では困ります。子どもの健康を考えるのであれば、むしろ伝統的な和食のメニューをもっと工夫すべきです」と自信に満ちた態度で答えられました。

幕内氏は長年、学校給食が菓子パンだらけで、どこの国の料理かもわからないメニューを、健康的な和食型に変えるために日々奮闘されている方ですから、至極もっともな回答だったと思います。

永田◆「和食型の食事療法で、子どもたちの病気が治り、病気を防げる」ということを実践している医師は極めて少数派です。現代医学も栄養学も、最先端のアメリカ医学を何ら批判することなく受け入れています。

アメリカの医学界では当然のことですが「日本人の体質を考慮する」という発想はありません。また、大きな乳業メーカーによって構成される協会が激しく〝ロビイ活動〟を行って、政府に対して強い圧力をかけているそうです。そして、牛乳の消費量を増やしたいがために、牛乳の効用をさまざまな〝キャッチフレーズ〟をつけて誇大宣伝しているようです。それがそのまま、日本に伝わりました。ついに「成長期の子どもは、牛乳を飲まないとまともに成長できない」という神話までき上がり、大多数の栄養士や小児科医もその呪縛から逃れられなくなっています。

小崎●カルシウムを十分に補うためにも、スキムミルクをどんどん飲ませるようにと、今でも保育園は行政から指導されています。学校給食でも相変わらず牛乳が毎食組み込まれていますよね。私は牛乳が嫌いで、これまでほとんど飲んだことがありませんが、骨密度が高いのが自慢です。牛乳を飲むことだけが、カルシウム強化につながるとはとても思えません。

永田◆食事指導をする際、必ず採血して、患者さんのその後の栄養状態も定期的にチェックしています。たとえ牛乳が飲めなくても、和食中心の食事でカルシウム不足になった人はいません。

牛乳を飲んだ後のお腹のゴロゴロは、乳糖不耐症です!!

小崎●そもそも日本人には、牛乳を消化する酵素《こうそ》自体が少ないと聞きます。

永田◆日本人には、牛乳に含まれる乳糖（ラクトース）を消化する酵素（ラクターゼ）が不足して、消化不良や下痢を起こす「乳糖不耐症」の人が多いです。もちろん、母乳にもこの乳糖はたくさん含まれていて、善玉菌を増やし、腸内環境を良くしていることはご存じの通りです。赤ちゃんは授乳されている期間はラクターゼを十分産生できますが、授乳が終わると必要なくなるので、この酵素は徐々に減っていきます。

また、ラクターゼは人種間で大きな違いがあり、乳糖不耐症の頻度は、日本人では9割に対して、白人ではわずかに1割だそうです。乳糖不耐症は、「人種が異なれば、食生活も異なる」ということを示す代表的な事例です。なお、一般に市販されている〝粉ミルク〟はすべて牛乳から精製されていますので、牛乳と同様の扱いが必要です。

小崎●最近では、たとえば「毎日の味噌汁に牛乳を加えましょう」という具合に、牛乳でコクをプラスして減塩する「乳和食」も聞くようになりました。減塩効果と骨粗しょう症の予防効果が期待できるとしていますが、牛乳の消費量を増やすための策としか思えません。

しかし、厚生労働省は牛乳の過剰摂取の弊害に気づいたのか、平成14年度からは公立保育園での牛乳給食の量を平成13年度までの1日平均200mlから80mlに減量しています。しかし、その一方でスキムミルクにしたものを栄養価が高いからと輸入してまで給食のメニューに組み込み、子どもたちに与えているのです。このような政策は私には二枚舌のように感じられてなりません。

牛乳を飲まなくても、カルシウム不足にはならない

小崎●以前、佐世保で講演をした際、帰り際に「医師をしている息子に、今日の講演の内容を聞かせてやりたいから、テープに録音させてもらいました」と話してこられた年配の女性がいました。その方も私と同様に、自然豊かな海沿いの地域で海藻類や小魚類を食べて育ち、牛乳を飲まなくても骨は丈夫だと言っておられました。

息子さんがいつも「骨粗しょう症予防のために、鼻をつまんででもいいから牛乳を飲みましょう」と、医師の立場で高齢者や患者さんに言っているけれど、それは違うんじゃないかと疑問に思っていたそうです。永田先生のご意見をお聞かせください。

永田◆「牛乳を飲まないと、身長が伸びない」とか「牛乳はカルシウムの補給源として不可欠だ」などのキャッチフレーズが浸透して、今では「牛乳＝カルシウム」といった神話ができ上がっています。そのため、牛乳は嫌いだけれど、無理して飲んでいる人も多いようです。

牛乳アレルギーの患者さんは、牛乳を飲むと生命を脅かされるほどの危険に見舞われることがあるのですが、それでも「牛乳を飲まなければ、カルシウムが不足しませんか?」と心配されるほどです。しかし、牛乳アレルギーの患者さんにとっては、牛乳は危険な食品ですので、もちろん摂取できません。その代わりに、カルシウムが豊富な小魚類・海藻類・緑黄色野菜類・大豆類など和食の食材を日常的に十分に摂取していれば、カルシウム不足はまず起こりません。ご安心ください。

小崎●私も同感です。園児のお母さんたちに同じように説明しています。現に今の子どもたちは、これだけ牛乳を飲み、乳製品を摂取していても、すぐに骨折します。昔の子どもはどんなにやんちゃをしても、すり傷や切り傷ができるくらいで、骨を折ることはほとんどありませんでした。

永田◆骨折や骨粗しょう症の問題は、カルシウムだけではなく食事全体のバランスを考えなくてはいけないのです。小児科医や栄養士さんで、「カルシウムの補給源として牛乳がなくても大丈夫」とはっきり言い切れる人は少ないと思います。

最近ではカルシウム不足の要因として、カルシウムの摂取量よりは、むしろ〝ロスする量〟（失う量）が多いことが問題視されています。カルシウムは肉の食べ過ぎで血液が酸性になるのを中和するため、また添加物としてのリン酸塩を排出するためなどに消費されます。つまり、肉中心の食生活によって、カルシウムが多く消費された結果、不足するということです。

内科医で京都大学医学博士の奥田昌子先生は、著書『欧米人とはこんなに違った日本人の「体質」』（講談社）の中で、「日本人のカルシウム摂取量は米国人の約半分であるが、手足の骨折や骨粗しょう症の発症率は欧米白人の約半分である」と記しておられます。

日本人で「牛乳が飲めない」「牛乳が嫌い」という人は少なくありません。私は、「牛乳嫌い」は好き嫌いの問題ではなく、体質が牛乳を拒否している姿と解釈しています。従って、「牛乳嫌いの人」が我慢して牛乳を摂取しても栄養学的には有効利用できないと考えられるので、やはり避けたほうが賢明でしょう。ただし、牛乳の二次加工品であるチーズやヨーグルトおよび調理に用いた牛乳などで支障がなければ、十分摂取できます。

〝食中毒〟とも言える〝乳糖不耐症〟は、アレルギーとは別の問題

小崎●昭和世代の人たちは、給食の牛乳を残してはダメだと言われて強制的に飲まされたみたいですが、最近はそこまではしていないようですね。近年は食物アレルギーのお子さんが増えていますし、命に関わるアナフィラキシーショックも心配されますから、学校側も理解されているようです。

永田◆牛乳アレルギーの場合、患者さんの体内に、牛乳に対する抗体が産生されてい

るため、アレルギー検査では陽性となります。そのため、患者さんにも納得してもらえます。ところが、乳糖不耐症の場合、吐いたり、下痢したり、あるいは最初から口にしないなど、牛乳を体内に取り込んでいませんからアレルギー検査では陰性です。そのため、乳糖不耐症は気づかれないことが多いようです。一種の〝食中毒〟と捉えてもよいでしょう。こういう子どもには、給食で牛乳を飲まないように診断書を添えて指導しています。

小崎●牛乳を飲むことで、便秘になる人もいますよね？　うちの主人がそうでした。牛乳が大好きで一時期お茶のように飲んでいて、とてもひどい便秘症でした。ところが牛乳を飲まなくなった途端にピタリと便秘が治りました。私たちは人間ですから、体が違和感を持っても不思議ではないと思います。

永田◆稀《まれ》にですが、牛乳を飲み過ぎて便秘になる場合もあります。「石鹸便」とも呼ばれ、便が硬くなるのです。

2歳の女児で、便が2～3日に1回しか出ない、しかも排便時に痛がると悩んで受診されたケースがあります。子どもの頑固な便秘は、稀に解剖学的な問題により起こる場合もあるため、うちの病院ではまず小児外科へ紹介されることが多いです。そこで、診察や検査をして何も異常がなかった場合、その対策を私のところへ依頼されます。私も小児外科医に協力して、和食療法や漢方薬を駆使し、便秘の解決を支援しています。

そこで、その女児への食事調査から始めました。以前あまり飲んでいなかった牛乳を、最近毎日200㎖飲む習慣になったことがわかりました。その頃から、便が2〜3日に1回しか出なくなり、排便時、肛門部を痛がって泣いていました。女児の便秘の原因は、牛乳だと直感しました。早速、便秘の治療として牛乳および乳製品を除去してもらうことにしました。もちろん、薬物療法なしです。

牛乳を除去して、数日後から便が柔らかになって、1週後には2日に1回排便するようになり、排便時の痛みもなくなりました。1カ月後には、毎日排便するようになり、見事に解決できました。薬や他人に頼らず自らの努力で解決できたと、お母さんも大変喜んでおられました。

小崎●下痢の症状もつらいですが、便秘は便秘でまたつらいものです。腸が健やかであることが健康の基盤ですから、健全な腸環境を作ってあげたいですね。

粉ミルクの成分は、アレルギー反応を促進する

永田◆一方で、母乳栄養中の赤ちゃんは、粉ミルクを与えられると激しく嘔吐して抵抗することがあります。市販の粉ミルクは、牛乳から作られていますからね。途中で赤ちゃんが保育園に預けられると、そこで母乳の代わりに粉ミルクを与えられることになります。これまでおいしい母乳を飲んできた赤ちゃんが、初めて粉ミルクを口にすると、激しく吐乳して拒みます。なかには、1週間も吐き続けて抵抗する赤ちゃんもいます。

赤ちゃんは「自分は牛とは違う、牛の子ではない!」と必死に叫んでいるようです。この理由を知らないと、お母さんも小児科医も、急に消化器に閉塞状態が出現したのではないかと驚いて、すぐに胃透視検査をすることになります。結果は、何も異常なしで終わります。私なら、吐くようになったきっかけと、吐く以外は至って機嫌が良いという状況から、まず粉ミルクを中止します。その直後から吐乳は完全になくなりますから、検査なしでもお母さんは理解し納得できます。

小崎●急に、牛の乳を与えられたら、赤ちゃんだって困惑します。私たち大人が考える以上に豊かな感性を持っているんですよ。私たちは赤ちゃんの声なき声にもっと心を傾けるべきです。

永田◆食事バランスの評価法（P54）を利用して、粉ミルクだけを飲んでいる乳児の脂肪酸組成を分析して大変驚きました。健康学童より〝洋風食パターン〟が一層進行しているのです。

n-3系の野菜の摂取量に相当するα-リノレン酸が基準値の51％、魚の摂取量を反映する（EPA+DHA）が同36％で、それぞれ必要量の2分の1、3分の1とかなり不足しています。

一方、n-6系のリノール酸の含有量は基準値の137％で37％も摂り過ぎです。従って、n-6／n-3比は7・45となり、先の健康学童よりもさらに洋風食パターンに傾斜していました。このケースは、某メーカーの一般向けの粉ミルクを飲んでいましたが、他のメーカーのミルクおよび特殊ミルクもその成分組成から推測すると、ほぼ同じ傾向と考えられます。

母乳栄養の乳児に牛乳アレルギーがある場合、母乳をやめて治療用の特殊ミルクに替えなさいと指導されることが多いと思います。これまで、私はたとえ母乳栄養児に牛乳アレルギーがあっても、母親の食事を和食に替えて母乳を続けるように指導してきました。

母乳栄養には測り知れないメリットがあり、また乳児は牛乳を嫌うことが多いからです。母親の食事バランスを和食パターンに改善して、アレルギー反応を抑制することができれば、牛乳アレルギーから早期に脱却できるのです。

赤ちゃんのしゃっくりは母乳の質が関係している

永田◆母乳の質が悪い時も「ママ、また変なものを食べちゃったね！」という表情で訴えてきますよ。少し大きくなると、乳首を力いっぱい噛んで訴えてきます。

「何回言っても気づかん、ママのバカ〜！」と言って怒っているようです。母乳に対して、赤ちゃんはそれほどデリケートです。赤ちゃんの防衛反応はすごいですよ。

赤ちゃんの防衛反応は四つのステージに分けて考えることができます。

第一ステージでは、母乳の味と臭いで感知しています。脂っこいものや乳製品が母乳に混じっていると、赤ちゃんはお母さんを睨《にら》んだり、モグモグと不満を訴えたり、手足をばたつかせたりして、ついには乳首をギュッと噛んだりします。

第二ステージでは、母乳を飲んだ後に、しゃっくりが出ます。しゃっくりの程度が強いと溢乳《いつにゅう》（口から乳汁が溢れ出る）や吐乳となります。つまり横隔膜《おうかくまく》が痙攣《けいれん》を起こしているわけです。「妊娠中から、お腹の中でも、よくしゃっくりをしていました」と話されるお母さんがいますが、これは妊娠中も質のよくない食事をしていたことを反映しているのでしょう。

第三ステージでは、呼吸器に出てきます。鼻が詰まったり、おっぱいを飲む時にゼーゼー言ったりします。また、眼脂《がんし》（目やに）も見られます。

最後、第四ステージでは湿疹として、血液循環の良い部位から頭↓顔↓胸↓腹の順で出てきます。さらに続くと、四肢の末端まで拡がります。

こうして第四ステージに至って初めて私はお母さんと出会うことになります。そこで赤ちゃんの悩みを通訳し、高タンパク・高脂質の食事から和食に替えてもらうようにお願いします。和食に切り替えると、赤ちゃんのしゃっくりもピタリと止まって、「ママ、おいしいよ」と穏やかな表情になり、感謝の気持ちを込めて飲むようになるのです。

これらの仕組みは、桶谷《おけたに》式母乳育児法を習得した助産師たちから学びました。桶谷式は、乳腺炎を起こして母乳が出ない場合、乳腺の構造と機能を配慮して乳房を手当てする独自の治療法です。手当てを受ける授乳婦は、乳腺炎を痛みなく治してもらえ、母乳もよく出るようになるので、大変喜ばれています。

小崎●お母さんの食事と母乳は直結しているということを、お母さん方はしっかりと自覚をしてほしいですね。母乳の味で、赤ちゃんの表情はガラリと変わります。

そして、授乳の時にお母さんの声で優しく語りかけてあげたら、赤ちゃんの感性はもっともっと豊かに育っていきます。

お母さんが口にしたものが血液となり、白い血に変化して母乳になる

永田◆お母さんが食べたり飲んだりしたものが3~8時間かけて血液となり、それが乳房内で白い血に変化したものが母乳です。同じお母さんからの母乳でも、その質と味は食事の内容によって授乳するたびに変化します。皆さん、母乳の栄養成分や味はいつでも一定だと思っているみたいです。小児科医でも、母乳の質と味が毎回

変化することに気づいていないことが多いようです。

お母さんが和食中心の良い食事をしていると、おいしい母乳であると同時に、穏やかな気持ちで満たされます。反対に、お母さんの食事内容が乱れていると、母乳を口にした赤ちゃんは「まずい！」と抵抗します。言葉は通じなくても、母乳を通じて赤ちゃんとコミュニケーションが立派にできるのです。

母乳の質が良くなれば、赤ちゃんは「おいしい！」と満足気な表情で応じてくれます。授乳間隔が3時間くらい維持できると、機嫌良く一人遊びもするようになり、お母さんの負担もだんだんと軽減して、育児がとても楽しくなります。

小崎●昔は、赤ちゃんは一人遊びがちゃんとできていましたよね。お母さんが家事や農作業をしている間も、ゆりかごに入れられておとなしく遊んでいました。今は、赤ちゃんを一人にしたら、泣くか、騒ぐかで、お母さんの気が休まらないほどです。母乳の味に満足していないから、心も満たされていないのではないでしょうか。

永田◆母乳の質が悪いと、しゃっくりから始まって、母乳を吐いたり、お腹を痛がったり、下痢したりしますからね。だからギャンギャン泣くのでしょう。

乳腺炎も同じ仕組みになっています。高タンパク・高脂質なものが乳腺に詰まって、一種の〝目詰まり現象〟が起こるのです。桶谷式認定の助産師さんであれば、乳腺の詰まりを解剖学的に理解して上手にお掃除してくれます。マッサージというより〝手当て〟という感じで上手に乳腺を開いていきますよね。終わるとお母さんもとても爽快な気分になるそうです。母乳がよく出るか出ないかは、食事からくる乳腺の詰まり具合に大きく影響されます。

小崎●和食は、腸も乳腺も掃除するし、血液もサラサラにしてくれるし、いいことずくめです。

永田◆お母さんが和食中心の食生活を早くから実践していれば、離乳食の段階でも、出汁や豆腐、野菜、魚などを上手に使いこなせます。そして、お母さんが作った和食ベースの離乳食で、野菜や魚が好きな子どもに育ちます。

母乳の質を改善し、和食作りを持続するための入院プログラム

小崎●うちの園に、毎日手袋をして通ってくる3歳の男児がいました。重度のアトピーがあり、掻きむしって爪で傷つけないための手袋です。暑くなってくると余計に痒がりますから、園でも冷たいタオルを当てて冷やしてあげたりしていました。

永田先生に診てもらってはどうかと親御さんに一度話したことがあったのですが、「いろいろな病院に通っても治らなかった。どこに行っても結局一緒ですから…」と返答されました。それからしばらくして永田先生の講演会が市外であった時に、その子のご両親を会場でお見掛けしました。永田先生のことがやはり気になっていたのでしょう。もちろん、先生のお話に心打たれたようで、その後に永田先生を受診され、夏休みに2週間入院されたそうです。

そして夏休みの終わり頃に、すっかり肌がきれいになったお子さんを連れてご両親で幼稚園を訪ねてくださいました。いつも痒がって外で遊べなかった子が、ものの見事に肌がスベスベになり完治していました。屈託《くったく》のない可愛らしい笑顔に感動を覚え

たことを今でも忘れません。私の眼には涙が滲《にじ》みました。紹介しますよ、とは言いましたが、こんなにも早くきれいに治るものかととても驚きました。

永田◆症状の重さによって入院期間や食事内容は異なります。そのお子さんの場合には2週間の入院でした。食事療法での入院にはお母さんも一緒に付き添って、同じ食事を食べてもらいます。授乳期であれば、お母さんに正しい食事をしてもらい、質の良い母乳を出してもらうために、1・5人前の食事を毎食よく噛んで食べることが中心になります。お母さんにとってはホテルに泊まっているようなものですよ。三度の食事も上げ膳下げ膳ですからね。その間にこれまでの疲れを癒やしながら、アトピーの勉強会や栄養指導を通じて、やる気を出してもらうわけです。

小崎●どちらかというとお母さんの意識を変えるための入院プログラムですね。うちの園のように和食給食を徹底して、家庭での和食をお母さんに呼びかけることで、アトピー症状も改善されていきます。

たまに、甘いものや脂っこいものを多く摂り過ぎて、鼻水が目立つような子も見受けられます。そのような時には、「この頃、甘いものを摂り過ぎていませんか?」「油ものを摂り過ぎていませんか?」とお母さんに尋ねると、やっぱり思い当たるようなんですね。子どもたちからは、リトマス試験紙のごとく敏感な反応が出ます。

また、お母さん自身が生まれながらのアトピーに悩んでいて、出産後、お食い初めを迎えた頃に赤ちゃんにも湿疹が出始め、母子で永田先生のところへ2週間入院したことがあるという男児が、偶然にも当園に入園してこられました。

園医が永田先生だと知って、それはもう感激していました。そのお母さんのアトピー体験談をお聞きしましたが、本当に壮絶です。救ってくださった永田先生のことを恩人だと仰っていました。〈体験記はP96〉

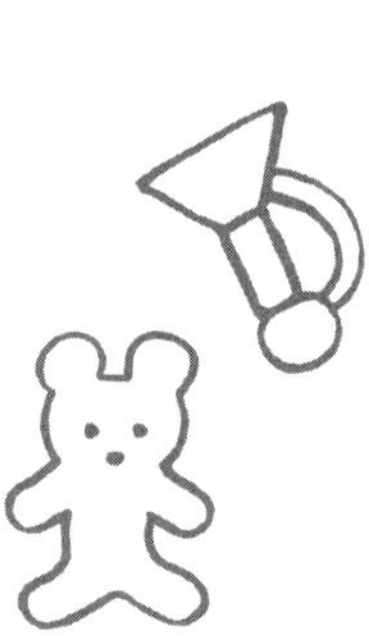

体験記

アレルギー疾患を「和食」で克服したおはなし

アトピー性皮膚炎克服体験記

「どうかこの子の肌は、きれいでありますように…」ホッとしたのもつかの間、生後3カ月で息子にも湿疹が

福岡市在住　広瀬 由香さん（仮名）
長男12歳・ふたば幼稚園卒園　次男6歳・ふたば幼稚園在園

生まれて間もなくアトピーと診断される

私の母親は戦後間もない昭和21年生まれです。食の欧米化のはじまりの頃、「卵」と「牛乳」は特に栄養価が高いとされ、積極的に摂るよう勧められていたそうです。

私が産まれる以前、母は二度の流産を経験していて、私を妊娠してから、田舎の祖母はお腹の子どもが丈夫であるようにと、母に毎日牛乳を飲ませていました。

そして、迎えた出産の日。産道を通って取り上げられた私は、頭にべっとりと、白い脂と瘡蓋《かさぶた》がたくさんこびりついた状態だったそうです。産湯《うぶゆ》で脂を流してもらった肌には、

すでにアトピーの兆候があったのかもしれません。生後間もなく、アトピー性皮膚炎と診断されました。

物心ついた頃から、痒みで落ち着かず、お風呂上がりに毎日べっとりと塗られた薬の不快な記憶が、今でも鮮明に残っています。

「魔法の薬」との出会いと、つらい思春期

幼少期からアトピーに悩まされてきた私でしたが、当時は「思春期になったら体質が変わって治るから、心配しなくてもいい」と周りから言われていました。昔はそうだったのでしょう。母は私に毎日、当時「魔法の薬」ともてはやされていたステロイド剤を塗り、段々と効果がなくなってくると、「あそこの病院は治る」といった噂を聞きつけては、皮膚科を転々としていました。けれども、それはより強いステロイド剤に変わっていっただけで、一時的に症状は落ち着きますが、長期使用していくと元の症状に逆戻り。何も解決しませんでした。

思春期を迎える頃には、ステロイド剤もあまり効かなくなっていました。それだけでなく、赤ら顔、多毛症、生理不順になり、高校2年の時には網膜剥離《もうまくはくり》を患いました。また、夜は特に痒みがひどく、落ち着いて勉強もできませんでした。

18歳で薬をやめてリバウンド、民間療法を試す日々

高校3年のある日、「ステロイド薬に副作用がある」という記事が新聞に大きく載っているのを目にしました。薬の副作用として、皮膚の萎縮、赤み、多毛症、緑内障、月経異常などがあるということでした。自分の多毛症も生理不順も網膜剥離も、すべてはステロイド剤の副作用なのだと知った瞬間、薬が怖くて仕方なくなりました。その日を境に、私はステロイド剤による治療をやめました。

そして、しばらくすると、吹き出すように症状が悪化したのです。急にステロイド剤を中止することで起こる、いわゆる〝リバウンド〟と呼ばれるものですが、それでも私は再びステロイド剤を使用することはありませんでした。

この頃、私のようにアトピーが重症化したまま、ステロイド剤をやめて、どうしようもなくなって途方に暮れる「ステロイド難民」が増えていました。私は高校を卒業しても、成す術もなく大学受験をあきらめました。トイレとお風呂に行く以外は布団から出られない状態で、全身を掻きむしりジュクジュクした汁が出て、痛くてたまらず本当につらい日々が続きました。

皮膚病に効果があるとされる源泉を取り寄せて、家のお風呂で一日中浸かる治療を始

めたり、各地へ湯治にも行きました。湯治場には同じように皮膚炎に悩み、通っている人たちがいて、そこで教えてもらった民間療法をいろいろ試しました。

数年経って、ようやくある程度症状が落ち着き、やっと社会復帰ができました。

私のアトピーが胎児に影響していませんように…

結婚後、お腹に新しい命を授かった時、胎児に私のアトピーが影響していないかが気がかりでしたが、出産の日、対面した息子の肌がきれいだったのを確認した瞬間、本当に良かったと安堵しました。

ところが、生後3カ月頃から、頬にプツプツと赤い湿疹が出始めました。3カ月ほど様子を見ていましたが症状はひどくなる一方でした。ついに出てしまったか、と落胆すると同時に、自身のアトピーも再びひどくなり始めていました。

妊娠期から食事にはそれなりに気をつけていましたが、それでも問題は食にあるのだと自分ではわかっていました。しかし、どうしたらいいのかはわからず、息子が生後6カ月の頃、当時アトピー症状のある赤ちゃんの相談も受けておられた桶谷式母乳育児相談室「おっぱい110番」の平田喜代美先生に相談に行きました。

永田先生との出会いと入院生活

2万人の母親に母乳育児を指導してきた〝おっぱい先生〟こと平田先生は、私と息子の湿疹を見るなり、「永田先生のところに二人で入院しなさい！」と言って、下関市立中央病院（現市民病院）の小児科医である永田先生を紹介してくださり、入院することになったのです。

「お母さんの食事を変えて、母乳を変える以外に、お子さんの湿疹を治すことはできません。入院している2週間、出される病院食をしっかり食べながら学んで、家でも実践できるようにしましょうね」との永田先生のお言葉通り、私は病院食を写真に撮って記録し、先生の講義を受けました。

他にも、お風呂の入れ方、薬の塗り方も教わり、子どもがどんな様子で治っていったかなどの変化も細かく記録しました。ステロイド剤も使用しますが、永田先生は、身体の中が変わり、症状が出なくなるまで、アトピーのつらさを抑えるために短期間〝消火〟の役目で使うと言われました。

入院は、それぞれの患者のアレルゲンや、悪化の原因となる食材を完全除去して、本来の身体を取り戻すこと、退院後の食生活で実際に作るべきメニューや、摂取すべき食材と摂取すべきでない食材を個別に学ぶのが目的でした。それは、自分の症状の原因を見つける良い機会でしたし、一度完全に原因物質を除去することで、家に帰り徐々に食べるものを増やす段階で、「これは食べても大丈夫」「これは食べると痒みが出る、おでこが赤くなる」など、反応がわかりやすいので、自己判断もしやすくなるという点で非常に有効でした。

また、実際に病院で提供されている工夫された献立を学べるのは、これから毎日子どものための食事を作っていく母親にとって、とても実践的でしたし、自信にもつながりました。

食の根本的改善をしないままきたことを後悔

検査をしてみると、息子と私のアトピーは、お米のタンパク質すら処理できない状態まで重篤《じゅうとく》化しているとわかりました。体に良いと思って玄米も食べていましたし、ぬか漬けが大好きでしたが、これらのお米の油すら毒（アレルゲン）になっていたのです。

病院食では、お米や小麦は除去されて、サツマイモ、ジャガイモ、カボチャを順番に主食にした回転食でした。授乳期なので、これらの和食献立を1・5倍量ひたすら食べては息子に授乳し、献立や症状を記録しての入院生活です。

永田先生に食事療法について教わる中で、無農薬・無添加など食材の安心・安全には気を遣ってきたけれど、息子のアレルゲンである卵・乳製品の他、油や甘いものを好んで摂り続けてきたことが招いた結果だということがやっと理解できました。

私が子どもの頃、生活の欧米化が進み、我が家にもオーブンがやってきてからは、母の料理にグラタンや鶏のモモ焼きなどの洋風料理が加わり、シュークリームやクッキーをおやつに焼いてもらうのが大好きで、私自身もお菓子作りが趣味になっていました。

ステロイド剤をやめ、リバウンドで症状が悪化している時も、食事に問題があるとなんとなくわかっていながら、「こんな体だから、好きな食べ物は遠慮せずに食べるんだ」と知らんぷりして過ごしてきました。

病気は、口から入れて体を作る食べ物そのものを正さない限り、薬を塗っても、お金をかけて民間療法をしても、根本的に治らないのだと目が覚めました。

退院後、お菓子のレシピ本を全部捨てました

永田先生のもとで食事療法による2週間の入院を終え、帰宅して真っ先にしたことは冷蔵庫の掃除でした。マヨネーズ、バター、ドレッシング、大好きなアイスクリームもすべて処分しました。本棚にずらりと揃っていたお菓子作りの本もすべて。「息子のアトピー

を必ず治すんだ」と覚悟した瞬間でした。

生後6カ月の息子の湿疹は一進一退で、良くなっては湿疹が出てのくり返しでしたが、野菜、海藻、きのこ類、魚介類や大豆製品を中心にした和食生活を続け、質の良い母乳を心がけたことで徐々に湿疹が収まり、お米や小麦も摂ることができるようになりました。以降も、息子はひどく悪化することはなくなり、私の症状も落ち着いていきました。

病院食のような内容の食生活を実践し続けるのは本当にきつかったですが、息子が大きくなって私のようなつらい思いはさせたくないという気持ちと、何より一人ではなく、主人や母をはじめ、家族の理解と協力があったから続けてこられたのだと思います。

息子3歳、ふたば幼稚園に入園して永田先生と再会

3歳になる頃には息子のアトピーはずいぶん良くなっていました。ただ、卵・乳製品アレルギーがありましたから、みんなと同じ給食を食べさせたいという思いで探し当てたのが、志賀島の自然の中でたくさん遊び、伝統和食の給食を提供してくださるふたば幼稚園でした。お世話になった永田先生が園医をされていることを入園してから知り、ご縁だなあと大変驚きました。

入園前にはぜんそくも発症しましたが、永田先生の定期的な診察を受け、ふたば幼

稚園の熱心な食育と、しっかり体を動かして遊ぶ教育方針のおかげで、どんどんたくましくなっていきました。今では、息子も12歳になり、卵・乳製品アレルギーもゼロです。おやつのつまみ食いをしすぎると肌がカサつくことはありますが、小学校の健診でもアトピーだと診断されることはなくなりました。

そしてうれしいことに、6歳下の次男には、アトピーも食物アレルギーもぜんそくも、何も発症しませんでした。入院して以来、ずっと食事で母体を整えてきたおかげで、次男の出産には間に合ったと心から安堵しました。

アトピーを治すのに、お金と時間をかけてどんな治療をしても、結局すべての源流である食事をきちんと正さないと根本的には解決しないのだと、永田先生と小崎園長に気づかせていただきました。食べ物で体は作られるのだから他のどんな病気も同じなのだろうと思います。

アトピーのお子さんを持つ方からしばしば相談を受けますが、その際には下関市立中央病院に入院していた時の病院食の献立と、ふたば幼稚園の給食献立を必ず渡します。実際に献立をしっかり実践された方のお子さんは、一進一退しながらもきれいに治っていきます。私もそうですが、皆さん、自分でなく子どものためだから頑張れるのだなあと思います。「母は強し」なのでしょうね。

息子、10歳にして初ハンバーガーを体験

２年前に、息子たちは初めてファストフードを体験しました。それまで行ったことも食べたこともなかったのですが、お友達同士の話についていけなかったので、「知る」という意味でも大切なことかなあと思ったのです。息子たちは、食べたことのないハンバーガーにフライドポテト、ジュースが並ぶと、お店の雰囲気も相まって大喜びでした。

小崎園長にこの話をしたら叱られるかなと思ったのですが、「たまには脱線していいんですよ。子ども同士の社会もあるから輪に入れないというのはかわいそうでしょ。楽しみは楽しみとしてあっていいんです。お母さんがそれまで頑張ってきたのだから、それも可能になったということですよ」と、仰いました。

現代社会に生きていると完璧な食生活を送るのはとても難しいです。たまには自分を甘やかして食事内容が少し乱れても、基本ができていれば大丈夫だと自信がついたことの意味は大きいです。

そして現在も次男がふたば幼稚園にお世話になっています。食育を柱とした、農業体験、自然体験などの活動を通して成長する子どもたちをしっかり見守ってくださり、私たち母親を温かく支えてくださる小崎園長との出会いに本当に感謝しています。

気管支ぜんそく克服体験記

「いじめって、本当にあるんだね…」環境と食の変化から気管支ぜんそくを発症

福岡市在住　山口 美幸さん（仮名）
長女21歳・長男19歳　ともにふたば幼稚園卒園

中学進学後、環境の変化で体に異変が現れた

長女が進学した中学はいくつかの小学校から生徒が集まる形で、学年の生徒数が300人を超えていました。体を動かすことが好きな娘は運動部に入り、充実した中学生活が始まったものと安心していたのですが、ある時、娘の口から「いじめって、本当にあるんだね…」と聞いた瞬間、私はハッとしました。

よくよく話を聞いてみると、娘自身がいじめられているわけではなく、いじめているわけでもないけれど、周囲でいじめが起こっている環境の中に自分も身を置いていることを

実感し、ドロドロした人間関係に拒絶反応を起こしているようでした。同時に「いつか自分もいじめられるかもしれない」という恐怖に苛まれていたのだと思います。

以降、それまで起こしたことのない過呼吸を学校で繰り返すようになり、日常的に咳が止まらない状態が続きました。

「一生、ぜんそくの薬を飲み続けなくてはいけない」という宣告

ふたば幼稚園在園中から、家庭でも手作りの和食中心の食生活を心がけ、なるべく薬や病院に頼らずに健康管理に努めてきたのですが、娘があまりにつらそうだったので、さすがに危機感を持ちました。知り合いの看護師に評判の良い病院や医師を聞いて回り、福岡市内の有名医のところへ受診に訪れました。

「気管支ぜんそくです。この年齢から発症したということは重症化するでしょう。発作が出てからでは遅いので、予防のお薬を3種類と、発作時の吸入薬を出しておきます」

医師が下した診断に、娘も私も表情がこわばりました。治らなければ、一生、ぜんそくの薬を飲み続けることになると言うのです。けれど飲まずに発作を起こしてしまうのも怖い。医師の言うとおり、予防の薬を飲むことを決意し、家庭でぜんそく症状の指標を計測できるという器具を購入して帰りました。

ぜんそくの薬を飲み始めた娘の手に、震えの症状が

それまでほとんど薬を飲んだことのなかった娘が、ぜんそくと診断されてから毎食後3種類の薬を飲むようになりました。薬に抵抗はあるものの、発作の心配がなくなったことで、以前のように部活にも取り組めるようになり少し安心していました。

ところが、別の異変が出始めたのです。娘の手がひどく震えていました。その様子を見て、やっぱり何かが間違っている気がしてならなかったのです。この状況を誰かに相談しなくてはいけないと思い、小崎園長のもとを訪れました。

小崎園長は「永田先生が健診でお見えになる際、一緒に診てもらいましょう」と仰って、ふたば幼稚園の健診の日、中学校から娘を早退させて連れていきました。

「お弁当はいらない、コンビニで買って食べるから」

永田先生はやさしい口調で、娘に学校の様子や食事についていろいろと質問しました。反抗期でもある娘は、私の言うことを素直に聞き入れないことも多かったのですが、永田先生の話には素直に耳を傾けていました。

そして今回の過呼吸やぜんそくの主たる原因は、長期休暇に部活の友達と連日コンビニで買って食べていた昼食や軽食にあるかもしれないと仰いました。そこに環境が大きく変わったことによるストレスも影響したのではないかということでした。

そういえば、ふだんは学校給食があるのですが、夏休みなどの長期休暇には部活に行く娘にお弁当を持たせていました。ところが、友達みんながコンビニで買って食べているから自分もそうしたいと、お弁当を断るようになっていました。

永田先生は「これからも副作用が出てまで、ぜんそくのお薬を飲みながらコンビニで買った食事を食べ続けるか、それともお母さん手製のお弁当を食べて、お薬を飲まずに元気になるか、どちらがいい？」と娘に問いかけました。少しの間うつむいて考えていた娘は、薬をやめたいという意志を示してくれました。

ずっと薬を飲んでいたかと思うと恐ろしい

「お母さん、今日すぐにでも薬の服用をやめなさい。そして、食生活を正しなさい」と、永田先生が仰いました。でも、もしぜんそくの発作が出たらどうしようと、私は内心不安もありましたが、永田先生を信じるしかありませんでした。

その日から娘は投薬治療をやめ、コンビニで買って食べていたサンドイッチ、パスタ、おにぎり、サラダ、揚げ物類を一切絶ちました。驚いたことに、わずか数週間で症状はすべて治まっていきました。あまりに簡単に治ったので、拍子抜けしたくらいでした。

現在、娘は大学に進学して寮生活を送っています。コンビニ食の怖さを体験しているので、私が管理できなくても自分自身で気をつけているだろうと思います。時々は電話をかけて「永田先生のお話を思い出してね」と伝えています。

あの時、永田先生が穏やかに心に響くお話をしてくださったことで、娘は聞く耳を持ってくれました。将来自立して、忙しさから食生活が多少乱れたとしても、あの時のことを思い出して立て直せば、最悪の事態は免れるだろうと思います。

「男の子なんだから、もっと食べなさい」は間違い

娘のぜんそくが治ってからしばらく経った頃でした。2歳下の長男に湿疹が出てきたので、永田先生に診てもらおうと下関市立市民病院まで連れて行き、小児科を受診しました。娘の時と同様に、永田先生はやさしい口調で息子にいろいろと質問しながら診察をしてくださいました。

そして私のほうを向くと、「男の子だから、女の子だからではないですよ。それぞれの生活スタイル、運動量があり、食べる量は違うんです。何をどれくらい食べればいいか、

本人が一番わかっているはずですから本人に任せなさい」と仰いました。

永田先生は何でもお見通しです。息子は小食でしたし、どちらかと言えばインドア派であまり体を動かしていないのに、胡麻は栄養がたっぷりだから、成長期にはお肉も必要だからと理由をつけては、「食べろ、食べろ」と私が押しつけていました。

それ以降、食べる量を本人に任せるように気をつけると、湿疹は悪化することなく改善していきました。永田先生は親には厳しいけれど、患者である子どもには穏やかにやさしく説いてくれます。娘も息子も診てもらって本当に良かったと感謝しています。

そして卒園して何年経っても、自分のことのように親身に相談に乗ってくださる小崎園長にも感謝の気持ちでいっぱいです。

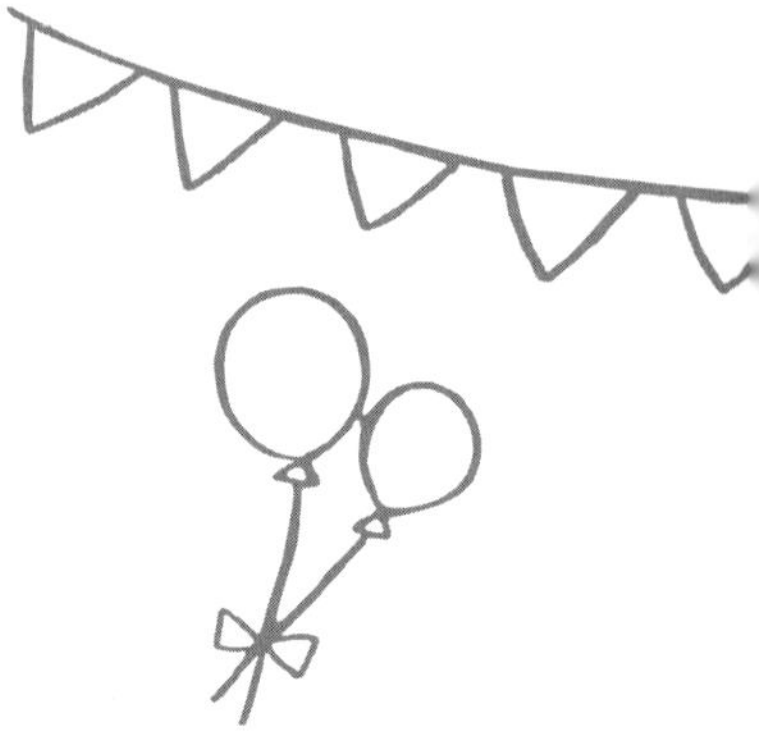

第3章

油と卵のおはなし

植物油の摂り過ぎが、アレルギー防衛力を低下させる

小崎●花粉症なんていうのも昔はなかった病気ですよ。でも、スギ花粉は太古の昔から飛んでいますよね。

永田◆スギ花粉症が近年増加してきた要因は、私の経験からすると、スギ花粉量の増加だけではなく、生体側のアレルギー防衛力がどんどん低下しているためと考えています。アレルギー学の立場からは、スギ花粉を目の敵にしていますが、それだけでは解決できません。これまで、和食療法に付き合った両親のスギ花粉の症状が、「例年になく軽くなった」「今年は出なくなった」という声をよく聞きます。それはどうしてなのでしょうか。

植物油の摂り過ぎが、アレルギー防衛力を低下させている大きな要因の一つです。油は高カロリーですから、成人でも揚げ物を食べて運動しないでいると、体内で燃焼できず余ってきます。一般に市販されているサラダ油や食用油の成分の中で「リノール酸」がおよそ半分を占めています。大量に生産され安価ですので、外食産業やファ

ストフードで、あるいはスナック菓子などの加工食品に大量に使われています。植物油から作られるマーガリン、ショートニング、ホイップクリーム、ドレッシング、マヨネーズなどもそうです。

体内でリノール酸が増えると、強力なアレルギー反応を引き起こす物質「ロイコトリエン」が分泌されるきっかけとなります。つまり、アレルギー反応へアクセルを踏んだ状態です。そこへスギ花粉が飛んでくると、ロイコトリエンが大量に分泌され、とてもつらい鼻炎と結膜炎が出現します。重い症状の人では抗アレルギー剤を服用しても薬の効果はほとんど期待できません。毎日、大量に植物油を摂取していては、薬物療法をどんなに駆使しても追いつかないのです。また、肉類や卵も摂り過ぎると、アレルギー反応を促進してしまいます。

魚で摂取する成分がアレルギー反応を抑制する

永田◆一方、食事でアレルギー反応にブレーキをかけるのが、野菜・海藻類に多く含まれるα-リノレン酸、および魚に多く含まれるEPA（エイコサペンタエン酸）や、DHA（ドコサヘキサエン酸）です。すなわち、洋風食パターンではアレルギー反応を促進するほうへ傾斜し、和食パターンではアレルギー反応を抑制するほうへ傾斜します。これで、スギ花粉症が増えた要因と、和食に戻すとスギ花粉症が軽くなり、改善する理由が理解していただけたと思います。

小崎●体で処理しきれなかった植物油が花粉症を引き起こす要因になっているのなら、近年の食事情からしても蔓延して当然です。かつて日常的に食べていたアジ、サバ、イワシなどに含まれるＥＰＡやＤＨＡによって、日本人はアレルギー反応を抑制できていたから花粉症になりにくかったのですね。いくら花粉症を抑える薬を飲んでも、食事を見直さない限り、治すことは難しいはずです。

同じように、体で処理しきれなかったものが皮膚や気道に排出されると考えれば、和食によって多くの症状が改善でき、病気を予防できるというのも納得できます。

永田◆たとえば、卵を食べた後に、完全に処理されなかった中間代謝産物（＝お荷物）が、皮膚レベルに運ばれてきたことが確認できれば問題はないのです。しかし、実際にそれを証明することは非常に困難で、臨床医の身では不可能です。また、この〝お荷物〟が消化管から血液に吸収されて、皮膚レベルまで運ばれてくるという発想は、臨床経験から実感した私の仮説にすぎません。現代医学からすると、全くの空想にすぎないと一蹴されるでしょう。そのために、この現象は医学界ではなかなか信用してもらえません。その厚い壁を打ち破れないために、全国の悩んでいる多くの患者さんへ、この吉報が行き届かないことが残念でなりません。

ところが、実際に和食療法を体験した患者さんは、その因果関係が十分に理解できます。原因となる食品を除去すれば皮膚炎が改善され、痒みも激減します。そして、一旦良くなってからその食品を再び摂取すれば皮膚炎が悪化し、痒みも再現しますのではっきり確認できます。当事者（患者さんとそれを直接観察できる家族）には、この因果関係が実感でき、何をどのくらい食べるといいかという工夫ができるので自己管理が容易です。現時点で、第三者に理解してもらえる〝マーカー〟を確立できないことが非常に残念です。

健康を左右する脂肪酸は、「オメガ3」と「オメガ6」の2系統がある

永田◆先にも述べましたが、健康を左右する脂肪酸は、オメガ3（n-3）系とオメガ

6（n-6）系の二つに分類されます。両者はお互いに拮抗します。食事バランスでどちらか優勢なほうが、個人の健康状態を支配するのです。

すなわち、イワシやサバなどの青魚に多く含まれるオメガ3系が優勢の和食パターンだと、アレルギー反応を抑制できると同時に多くの現代病を防ぐほうへ傾きます。

一方、サラダ油などのオメガ6系が優勢の洋風食パターンになると、アレルギー反応を促進するとともに多くの現代病を促進するほうへ加担します。

最近「ロイコトリエン」という物質が注目されています。このロイコトリエンは、昔から知られているヒスタミンより1千倍も強いアレルギー反応を起こします。洋風食パターンになると、ロイコトリエンが体内で大量に産生されやすくなり、そのロイコトリエンが運ばれていった臓器でアレルギー反応を引き起こします。皮膚では、アトピー性皮膚炎やじんま疹として、気道では鼻炎、副鼻腔炎、ぜんそくとして、結膜では結膜炎として現れます。

つまり、ロイコトリエンが運ばれた臓器が1カ所であればアレルギー疾患は1種類ですが、複数カ所にわたれば2、3種類のアレルギー疾患が併発することになります。それらをすべて治療してもらうためには、皮膚科、耳鼻科、小児科、眼科……をそれぞれ受診せざるを得なくなりますね。医療費がかさむだけでなく、親子ともに通院だけでくたびれてしまいます。

ところが、和食パターンに替えるとロイコトリエンの産生が抑えられ、すべてのアレルギー疾患を防ぐことができるのです。日常的に和食を作れるのは、お母さんです。主治医が医師からお母さんへ代われば、通院しなくて済むわけです。その結果、子どもは元気に外で遊び、元気に通学できるようになります。

小崎●いくら薬を飲んで一時的に症状を鎮めても、ロイコトリエンが次々に分泌されるような洋風食パターンの食生活を送っていては、完治することなく追いかけっこ状態です。お母さんが和食パターンに改善することが何よりの特効薬となるわけですね。

植物油を摂り過ぎると、ロイコトリエンの産生が促進される

永田◆では、どのような時に、このロイコトリエンが産生されるのでしょうか。

脂質栄養学の進歩により、これまで謎だった領域が明らかにされました。アレルゲンが侵入してくると、アレルギー反応に関連する細胞の膜から、アラキドン酸カス

ケードという代謝経路を介し、下流に向かってロイコトリエンを含む4種類の局所ホルモン（脂質メディエーターともいわれる）が大量に産生されます。動脈硬化とぜんそくに関与するトロンボキサンや、炎症や自己免疫に関与するプロスタグランディンもその仲間です。〈図3〉※カスケードとは滝のことで、いくつかの生化学的・生理学的反応を介して、次から次へと刺激が増幅されていくことを指します。

日本アレルギー学会では以前より、アラキドン酸カスケードの下流のみに注目して、それを防ぐ薬物の開発に傾注してきました。ところが、日本脂質栄養学会ではアラキドン酸の上流に目を向けて、上流でその材料となる脂肪酸の種類によってこれらの反応は大きく変わることをつきとめました。オメガ3系が優勢の和食パターンに改善すると、体にとって不利なこれらの局所ホルモンの産生を上流から防ぐだけでなく、新たにアレルギー反応や炎症を抑制する有益な局所ホルモンが産生されることも判明したのです。

現代の洋風食パターンでは、圧倒的にオメガ6系が優勢ですので、アラキドン酸の上流には、体にとって不利な局所ホルモンを大量に産生する材料が常に備蓄されているわけです。その結果、わずかなアレルゲンが侵入しても、強力なロイコトリエンが大量に分泌され、下流で抗アレルギー剤をどんなに工夫しても追いつかない状態です。これが、重症なアレルギー疾患の場合、どんなに薬物療法を駆使してもほとんど期待できない理由です。重症な方なら、すでに体験なさっていることでしょう。

小崎●何事も、上流に目を向け、源流をつきとめることが大事です。日本脂質栄養学会の研究成果は、永田先生が長年やってこられた和食療法の効果を裏づけるものでもあったのですね。

永田◆和食療法と薬物療法との効果の違いを、「汚れた川で泳いでいる状況」をイメージして比較してみます。

抗アレルギー剤の場合、身体に触れる汚れを手で懸命に払いのけている状態で、も

〈図3〉アラキドン酸代謝を抑える薬とα-リノレン酸（n-3系）型脂肪酸の作用部位

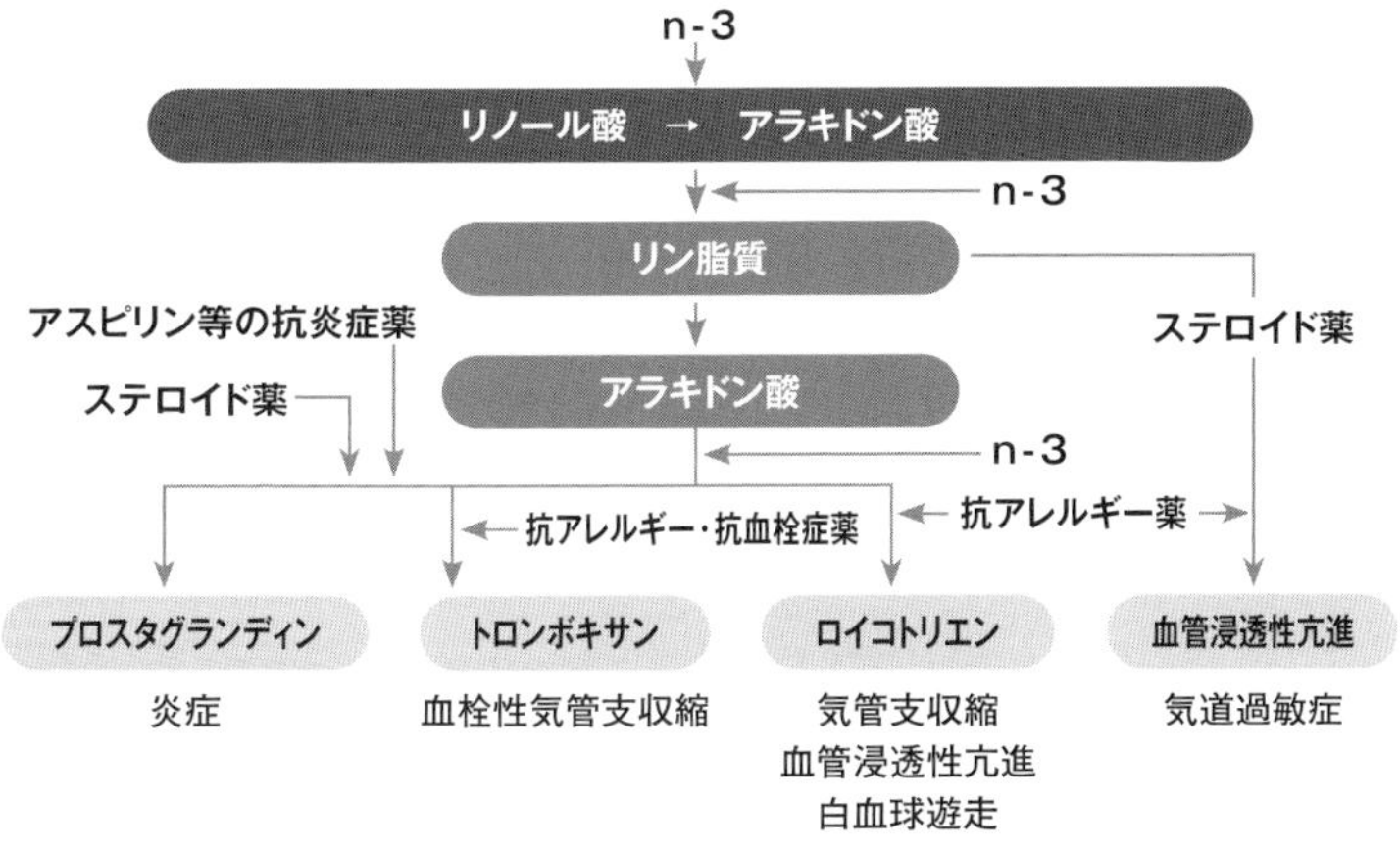

（奥山治美、大塚薬報より）

う泳げる段階ではなさそうです。一方、和食パターンにすると、汚染物質が発生しなくなるわけですから、きれいに澄んだ川で気持ち良く泳ぐことができるのです。そのうえ、和食パターンにすると体調も良くなって健康状態が回復しますので、自然治癒力も促進され、良循環へ転換していきます。薬物療法では、健康回復は期待できません。

このオメガ3系とオメガ6系の関係は、現代病にいかに根深く影響しているか、さらに広い領域での解明が進められています。アレルギー疾患だけでなく心疾患、動脈硬化、ある種のガン、自己免疫疾患、認知症、糖尿病とあらゆる生活習慣病に関与していることが次から次へと解明されています。

我が国の食生活が短期間に急激に洋風化した結果、現代病といわれるアレルギー疾患ならびに生活習慣病が急増し、薬物療法では根本的に解決できない理由が理解してもらえると思います。当小児科では、和食療法を患児だけでなく家族そろってお願いする根拠も、ここにあります。

和食療法はいつまで続けるべきですか?

小崎●永田先生たちの考え方が主流になってくれたら、子どもたちが救われます。そしてお母さんも救われますし、結果的に国が豊かになります。今の子どもたちの多くは、毎日が揚げ物・マヨネーズ・ドレッシングという食生活に慣れてしまっています。思い切って毎日、味噌・醤油の食生活に切り替える必要がありますね。

永田◆若いお母さん方には「和食」のイメージが浮かばないのかもしれません。和食とは、主食(ご飯)に副食(おかず)をつけ、副食は主菜(主にタンパク質)と副菜(野菜類)からなります。それで、五大栄養素が見事に揃い、健康維持に必要な栄養素が満たされます。

タンパク源は、消化しやすい魚類と大豆類を常用し、肉類や鶏卵は週に2~3回に控え、調理法は「煮る」「焼く」「蒸す」「刺身」などで、植物油を使う時は炒める程度で調理します。野菜類は、葉もの、根菜類、海藻類、キノコ類、イモ類などの中から多種類たっぷり使えるように、味噌汁や煮ものを常用し、たまに野菜サラダや野菜炒めを作ります。その時は種類と量が多くなるように工夫し、マヨネーズやドレッシングを控え、油を含まないポン酢などに替えるといいでしょう。

和食へのとっかかりが難しく感じられるようですが、いざ始めると1～2週間後には少し慣れて、次第に負担にならなくなるそうです。1カ月続くと、あとは楽に軌道に乗っていくようです。和食に替えることで、アトピーの痒みで夜間眠れなかった悩みから家族全員が解放されると思えば、楽に凌《しの》げるかもしれませんね。

また、家族に年上のお子さんがいる場合、調理に参加してもらうとお互いに助かります。ケーキ作りの好きなお子さんでしたら、市販のおやつから上質な自家製おやつに切り替えることができます。

食事による子どもの体調の変化をいち早く気づいてあげられるのは、お母さんの観察眼

永田◆体調の変化を真っ先に気づいてあげられるのは、やはりお母さんの観察眼です。高カロリーの植物油を摂り過ぎた場合、翌日にさまざまな症状として現れますので、これを利用すると早期発見に便利です。

まず、鼻腔の内側に湿疹ができますので、痒くて鼻をこする、鼻いじりをする、傷つけて鼻血を出す、という症状が見られます。

次に、目の結膜も痒くなって、目をこする動作を繰り返します。常時、油を摂り過ぎていますので、これらは習慣化して一種の〝くせ〟と解釈されていることが多いのです。すべての油を除去すると、これらの悩みは1～2週間で消えます。再現性があるので、お母さんでも理解できます。この状態がさらに続くと、鼻づまりや鼾《いびき》も出てきます。そこで、アレルギー性鼻炎や副鼻腔炎と診断されます。いくら治療を受けても、油の摂り過ぎが桁違いに多いと、薬の効果は期待できません。そこでついには、治療を半ば諦めることになるようです。

また、気管支にお荷物が排出されると、痰がからんだ咳を繰り返します。特に、朝の起床時に目立ちます。乳幼児でこのような咳が頑固に続くと、喘鳴《ぜんめい》やヒュー音を伴うようになり、ぜんそく性気管支炎と診断されることが多いです。熱もなく、機嫌も良いのが特徴です。アレルギーではないので、ぜんそくの治療を受けても効果は期待できないでしょう。

食物の処理能力は個人によって違う！
それがわかれば食べ過ぎは防げる

小崎●家族間で、あるいは保育園や学校の同じ年齢で、食に対する個人差があるのに、同じものを同じ量で押しつけてはいけませんね。子どもにはいっぱい食べてほしいという大人の思いと、残したらいけないという子どもの思いが、悪いほうに働いてしまっては気の毒です。

永田◆先に、牛乳については体質に合わない人は、防衛反応として「はじめから口にしない」ことは述べました。また、あっさりしたものが好きな人（あっさり型）は、「揚げ物などの油料理」を嫌います。食べると、胃のむかつき、腹痛、下痢などを引き起こすからです。このあっさり型の人は、「こってりした肉料理」も避ける傾向があります。このような反応は〝和食タイプ〟の人によく見られます。和食タイプの人の体型は、痩せ型か中肉中背型が多く、決して太ってはいません。食べ過ぎることがないからです。その結果として、不健康な悩みが少なく、病気にかかることも少ないでしょう。

今の高齢者には、以前見られなかった不健康な悩みが増えているようです。皮膚の痒みが持続してつらい（皮膚瘙痒症《そうようしょう》）、痰がらみの咳が続く（慢性気管支炎や気管支ぜんそく）、鼻閉・鼾がひどい（鼻・副鼻腔炎）などです。当然、体調不良で疲れやすく、気力も低下します。これらは、高カロリーの植物油を摂り過ぎた時に見られる症状です。

確かに、天ぷらやフライ、唐揚げなどは油が加わっておいしく感じます。しかし高齢者で体力が低下し、運動量が少ない場合、処理できずにすべて余って〝お荷物〟となり、これらのトラブルを引き起こします。そこで、植物油は炒め煮程度に減らし、肉料理を魚料理に替え、野菜たっぷりの和食へ切り替えてみましょう。これまで、どんなに薬を変えても効果がなかったのに、和食に切り替えると数週間後には、大きな変化が現れるでしょう。

油を摂り過ぎると、鼻・副鼻腔炎やぜんそくを招きやすい

永田◆ぜんそく性気管支炎（咳き込みとゼーゼーが続く）と診断され、予防薬を飲

んでいるけれども良くならないと心配されて1歳過ぎの男児が受診されました。一般の検査とアレルギー検査では異常はありません。そこで食事調査をしてみると、植物油を多く含む食品を1週間当たり12回も摂取していました。まだ、油を使うべきでない時期に、これほど与えるとは驚きです！　家族で揚げ物を好み、パンにはマーガリンを塗り、スナック菓子をよく食べていたのでしょう。

そこで治療法は、食事を和食に替えて油を除去し、効果がなかった薬はやめてもらいました。数週間後には、咳込みとゼーゼーが激減し、数カ月後にすっかり改善されました。

また、2歳9カ月の女児が、咳とゼーゼーが長引いて薬を飲んでいるけれど効果がないと受診されました。下に双子が生まれて育児は祖母に任されたようです。体力がない祖母は、女児が不機嫌になると市販のお菓子類をせっせと与えていました。外遊びは、できなかったそうです。それが引き金になったのでしょう。

食事バランスの評価法では、野菜と魚の摂取量が必要量に対して野菜が3分の1、魚が4分の1と大きく不足していました。そのうえ、植物油を30%も摂り過ぎていました。極端な〝洋風食パターン〟を表し、アレルギー反応を著しく促進していたことがわかりました。

そこで、和食に戻して油を除去し、効果がない薬をやめてもらいました。1～2週間後から痰がらみの咳が劇的に減少し、食べ過ぎた翌日に再現するという現象をお母さんはよく理解されました。これで〝卒業〟です。お母さんが、食事と症状との関係を理解され、家庭でうまく管理されれば、主治医はお母さんへバトンタッチです。同じような症状が出た場合、前日に食べたものをチェックすれば、その原因がわかるからです。

成人男性やお年寄りで、起床時に激しく痰がらみの咳を繰り返して、どんなに薬物療法を受けても、効果が期待できないのは、これらの2例と同じだからでしょう。そのうちに、痰の量が増えて空気を出し入れする換気面積が減ってくると、ついには呼吸困難を伴って、気管支ぜんそくと診断されます。アレルギーではないので、どんなにアレルギー対策をしても効果は期待できません。

小崎●ぜんそくの場合には、もし発作を起こしたら……という恐怖心がつきまといますから、薬をやめるのに勇気がいったと思います。けれども、効いているのか、効いていないのかわからないような薬を疑うことも大事ですよね。必ずしも目の前の医師の診断と処方が正しいとは限りませんから。

「脾《ひ》（胃）は生痰の源《もと》、肺（呼吸器）は貯痰の器」東洋医学の発想でこそ対処できる

永田◆次に、アレルギー性鼻・副鼻腔炎の4歳・女児の例を紹介しましょう。

数カ月前から、鼻閉《びへい》（鼻づまり）が出現し、鼻すすりや鼾《いびき》も伴ってきて、耳鼻科で治療を受けているけれど、軽快しないと心配で受診されました。診察で喉の奥に黄色い膿汁《のうじゅう》（うみ）が見えました。また、顔面のレントゲン写真でも、膿汁が溜まって白く濁っていました。食事内容は、植物油と鶏卵の摂り過ぎで食事が洋風化していました。

治療では、和食に戻し、油と卵と牛乳を除去して、漢方薬で膿汁を排除することにしました。1カ月後に鼾はなくなり、鼻閉も半減しました。3カ月後には鼻閉もなくなって改善されました。もちろん、レントゲン写真でも以前の白く濁った影が消えていました。鼻炎に副鼻腔炎は併発しやすいため、両者は一連の病気と捉えて、最近「鼻・副鼻腔炎」と合わせて呼ぶこともあるようです。

どうしてこのような現象が起きるのでしょうか。

東洋医学には、「脾（胃）は生痰の源、肺（呼吸器）は貯痰の器」という発想があります。これまで、体内で処理できずに余分なものを〃お荷物〃と呼んできましたが、東洋医学ではこれを〃痰湿《たんしつ》〃と呼びます。普通にいう痰は、気管支炎の時など気道から分泌されるものだけですが、東洋医学でいう痰湿は、全身の臓器や組織に運ばれていきます。その痰湿が、肝臓に溜まって肝臓の機能が低下すると「脂肪肝」という病名になります。膵臓に溜まってインスリンの産生が低下すると「糖尿病」と診断されます。動脈の血管壁に溜まると動脈硬化となり「心筋梗塞」や「脳梗塞」など、生命の危険を伴う病気に進展していきます。現代医学ではこのような発想を聞かれたことはないと思います。

食の乱れが免疫力を低下させ、発熱回数を増やす

永田◆風邪とは別に、食生活が影響して熱が出やすいというケースもあります。

月2回ペースで発熱していたという虚弱体質の2歳・女児が受診されました。食事調査をしてみるとマーガリンやスナック菓子を含めて油の摂取が1週間当たり21回、マヨネーズやケーキを含めて卵の摂取が7回でした。発熱して元気も食欲もな

くなりますから、おばあちゃんたちは孫が好きな食べ物を次々と与えてしまい、それが日常化してしまっていたのです。

油、卵、乳製品を控えた和食に替え、消化力を助ける漢方薬を服用してもらうと、2カ月後には食欲が出て元気に動き回るようになりました。繰り返していた発熱も7カ月でなくなり、すっかり健康体になりました。食事が乱れることで免疫機能が落ち、熱を出しやすくなっていたのです。この食事療法に付き合ったお母さんも、肩こり、片頭痛、朝起きづらいなどの不調が見事に解消したそうです。これが、お母さんへの〝ご褒美《ほうび》〟です。

本物の卵は、殻が硬くて黄身も崩れない

小崎●最近の卵は、昔食べていた卵とは全然違います。ちょっと力を入れて持ったら、パリッと殻が割れてしまうほどもろいですが、昔の卵は殻が硬くて簡単には割れませんでした。黄身も盛り上がって形が簡単に崩れず、パワーが感じられました。

永田◆昔は、鶏は野外に鶏舎をつけて放し飼い（平飼い）でした。太陽の下、元気に

走り回り、砂浴びをして病気が少なかったものです。しかし、近年は効率至上主義で、鶏は窓のない狭いケージ（鳥かご）に数羽ずつ詰め込む〝養鶏場方式〟に変わりました。このケージ飼いでは、日光浴も不十分で運動不足と強いストレスもあり、病気になりやすいため抗生剤が投与されています。まるで、檻の中で飼育されている感じです。

昔と今とで鶏の飼育環境にこれほど大きな違いがあれば、そこから生産される卵の外見や質が同等とは考えにくいですね。

小崎●何年か前のこと、当園の園児のお姉ちゃん（小学3年生）から「O《オー》157」（腸管出血性大腸菌）が出ました。その時は、お祭りの夜店で食べたイカ焼きが原因だとわかり、うちの園児だった子も保菌はしていましたが発症には至りませんでした。幼稚園で和食中心の給食を食べて、元気に外遊びもして健康体だったから菌に負けなかったのでしょう。

永田◆露店で食べ物を扱っている人たち全員に、衛生的な知識と設備がきちんと行き届いているかを考えれば、やはり安心できません。特に生卵や生レバー、生の海鮮類は注意したいところです。家庭でも稀に、カンピロバクターが殻についた卵を〝卵かけご飯〟にして、食中毒になることがあります。

小崎●食中毒対策ももちろんですが、登園ではインフルエンザの予防対策もしています。毎年初夏にお母さん方と一緒に漬けている梅干しがあるのですが、この梅酢を水で薄めてうがいをし、予防に努めています。例年、各地で学級閉鎖などニュースにも取り上げられていますが、うちの園では広がりません。兄弟・姉妹から感染したという子が出た時も、集団発生は防げました。

卵は1週間に1〜2個に留めておくことが賢明

小崎●オムレツ、オムライス、目玉焼き、玉子焼き、卵かけご飯、かつ丼、親子丼、卵チャーハンと、今は毎日のように卵を食べている人が多いです。毎朝、トーストに目玉焼きをダブルで食べていたら、5人家族なら朝だけで1パック消費してしまいますよ。

永田◆牛乳と同じように、卵も毎日食べたほうが体に良いと思っている人が多いです。しかし、卵をたくさん食べ過ぎて処理しきれなかった結果として、卵アレルギーがこんなにも増えたと考えられます。卵の処理能力は、個人によって異なります。

昭和30年代、国民1人当たりの卵の摂取量は、1週間当たり1・3個でしたが、昭和50年代にはおよそ3倍の5個近くになりました。その頃から、卵アレルギーが増えてきたことは、日本人の体質で処理できないほどの卵を摂取した証と言えます。

そもそも、卵にどれくらいパワーが貯蔵されているか想像できますか?

有精卵の殻の中で生まれた胚は、3週間かけて孵化してヒヨコになります。卵には3週間分の命をまかなう力があるわけで、1個の卵の中には、大きなエネルギーが蓄えられていることに驚きます。ですから、卵は昔、衰弱した病人へのお見舞い品として貴重な存在でした。

卵がどんなに理想的なタンパク源であっても、卵アレルギーになると、卵は生命を脅かす危険な食べ物に一変するのです。幼児や成人女性では卵の摂取量は1週間当たり2個までが賢明ではないかと推察しています。

卵をアミノ酸まで処理することは、そう簡単ではない

永田◆卵や牛乳は、「理想的な食べ物」とあまりにも言われ過ぎた結果、食べるとたちまち栄養源に様変わりすると早合点されているようです。栄養学的に見ると、それは違います。卵でも牛乳でもどんなにたくさん食べたところで、自分の胃腸を使ってアミノ酸まで消化分解しないと、新たなタンパク源として利用できません。

タンパク質の最終産物であるアミノ酸の分子量は100単位（ダルトン）ですが、卵タンパク質の分子量は3万~5万単位もあります。同じく牛乳タンパク質も1・5万~2・5万単位あります。すなわち、卵でも牛乳でも、食べて500分の1まで、あるいは200分の1まで分解しないと、タンパク源として利用できないのです。これは、乳幼児の未熟な消化器官にとっては、大きな負担になります。

卵アレルギーを持って生まれた乳児には、妊娠中のお母さんの食事が大きく関係しているのではないかと考えて、妊娠中の1週間当たりの卵の摂取量を調査したことがあります。卵アレルギーの乳児では、妊婦が1週間に4~5個以上摂取したケースに多い傾向が見られました。一方、卵アレルギーのない乳児では、妊婦の卵の摂取量

は1週間に1～2個以内でした。疫学的に見て、昭和50年代から卵アレルギーの子どもたちが増えてきた一つの根拠と考えています。

そういう事情から、成人女性や幼児期には、卵の摂取量は1週間当たり2個までが適量ではないかと推察しています。子どもたちも、この範囲なら病気にかからずに健康に過ごすことができるようです。

小崎●卵は家庭で卵料理に使用していなくても、お菓子やお惣菜、加工品の材料として使用されていることが多いですから、知らず知らずのうちに摂取している可能性もありますよね。

永田◆もちろん深刻な卵アレルギーの方は、加工品にも注意が必要ですが、卵の摂取量が1週間に2個というのは、卵料理（外見から判別できる）として食べた量を示します。お菓子や加工品に含まれている量は、少量ですので気にかけなくてもよいでしょう。

卵を食べるなら、量より質を大切にする

永田◆平飼いでは、雄と雌が仲良く過ごしていますので「有精卵」になることが多いでしょう。値段は1個50円を超すでしょうか。昔は高級な食べ物でした。これに対して、ケージ飼いの卵は「無精卵」で、効率良く大量に生産できるため驚くほど安くなりました。特売だと1個10円程度です。平飼いの卵は、割っても黄身が盛り上がって形が崩れず、その秘めた生命力が伝わってくるほどです。

「生ごみで元気野菜の栽培」を啓蒙指導している佐世保市の吉田俊道さんは、「生ごみから作った堆肥で有機栽培した野菜は、栄養たっぷりでとてもおいしいので、子どもたちも好き嫌いなく食べられ、とても元気になり、病気をしなくなる」として、吉田氏らはこれを〝元気野菜〟と呼んでいます。そして「元気野菜を食べている人は、普通の野菜を食べている人よりも、遥かに元気になって病気知らず」とその成果を報告しています。植物性の野菜でこんなに違うのですから、動物性の卵では、もっと大きな違いがあるかもしれませんね。

たとえ、栄養学的な成分は同じでも、科学的に評価できない〝生命力〟や〝エネル

ギー〟は、平飼いとケージ飼い、どちらに多く含まれているか、おわかりいただけると思います。

そこで提案です。ケージ飼いの卵を週に7個食べる代わりに、平飼いの卵を週に1個または2個食べるように努めてはどうでしょう。それにより、卵アレルギーも防げて、一石二鳥です。

小崎◉食品偽装問題も頻繁に報道されるようになり、本物かどうかが信用できない時代です。私はスーパーで安く売られているような卵は怖くて食べようとは思いません。当園で年に数回だけ使っている卵は1個68円します。基本的に給食で卵は使いませんが、行事給食でちらし寿司などの錦糸卵に使う程度です。

現代の日本のお母さん方は〝本物〟に接したことがない人も多くいるようです。本物の卵は、白身の弾力が強く、黄身の膜もしっかりしていてなかなか破れません。野菜も果物も、露地栽培・無農薬栽培で育った本物は味が濃いです。牛乳だって本物の味を知っている人からすれば、日本の牛乳は脂っぽくてコクがないと不評だそうです。

永田◈日本の牛は運動不足で、濃厚飼料を与えられて脂肪過多になっています。それが味に出ているのでしょう。消費者も本物の牛乳の味を知らないために、たとえメーカーがいろいろ混ぜても気がつかないようです。

除去するだけが手段ではない、安全な食材を見極めることも大事

小崎●当園では月に一度のお誕生日会に、クラスのみんなでエンゼルケーキ（卵白のみを使用したノンオイルのシフォンケーキ）をいただきます。アレルギーの程度を示すラスト値が低い卵アレルギーの子がいますが、その子だけ食べられないのはかわいそうですし、卵をはじめ安全な材料だけで作られたこだわりのケーキですから、卵アレルギーを持つ園児のお母さんに「ちょっとだけ食べさせてみませんか？」とお尋ねし、何かあったらお母さんにすぐに病院に走っていただくよう、園に待機してもらって、その子にケーキを食べさせてみました。思ったとおり、何ともなかったのです。大豆アレルギーの園児もいましたが、きなこも豆腐も含まれたみんなと同じ給食を3年間食べ続け、何の問題もありませんでした。

和食中心の食事、安心安全な食材に気をつけていれば、アレルギー検査の数値が低

い場合、極端に除去しなくても大丈夫じゃなかろうかと思いました。検査結果だけで除去食を長期に続けなくとも、子どもには安心安全な本物の食材を選び、できるだけ除去せずに健康的な食事をさせてあげるべきだと思います。そうしないと、食べられないものだらけで、とてもつらくなってしまいますよ。

永田◈小崎園長は、除去食をしている園児に、できるだけみんなと一緒のメニューを食べさせてあげたいとの一心から、いろいろ工夫しておられますね。これはとても勇気のいることですが、その気持ちを受け取った子どもたちも喜ぶことでしょう。とても幸せですね。

最近では、日本小児アレルギー学会でも、食物アレルギーにおいて「アレルギー検査で陽性と出たから除去するのではなく、実際に該当食品を食べて不都合な状況が確認できた時のみ除去するように！」と勧告されています。小崎園長は、すでに専門家の域に達しておられますね。

私も、その考え方に大賛成です。お母さん方の負担も軽くなります。集団給食でも摂取できるメニューが増えて、子どもたちも喜ぶからです。

卵アレルギーと大豆アレルギーの性質は違う

小崎●卵でも豆腐でも何でも、昔と比べて中身が変化した〝まがいもの〟が世の中に溢れ過ぎているんです。安くて家計にやさしいから、毎日のように食卓に上がっている現状があります。

子どもの体は、昔ながらの本物の卵や大豆製品を「ＯＫ」としているのに、まがいものを食べさせられて「ＮＯ！」のサインを送っている。私は、そう思いますよ。

永田◆食物アレルギーの頻度は、卵が圧倒的に多く、大豆は少ないです。そのうえ、アレルギー検査で被害度合いが同じクラスであっても、卵は除去が必要ですが、大豆は食べられることが多いです。同じタンパク質でも動物性と植物性では、アレルギーを引き起こす力に差があるように感じます。

すなわち、アレルギーを起こす力は植物性が弱く、動物性が強いようです。大豆アレルギーの場合、間違って食べてもアレルギー症状が誘発されにくく、また誘発されても危険性が少ないという印象を受けています。ですから、小崎園長の大豆アレルギー児への試みもうまくいったのでしょう。味噌や醤油は、大豆アレルギーがあっても安全に使えることが多いです。やはり、大豆は和食にとって必需品ですからね。

安価な植物油の摂り過ぎはすべての病気に関わってくる

永田◆最近、お母さん方も忙しくなって、外食ばかりでなく、お弁当やお惣菜類を買って食べる機会が増えてきました。

小崎●お弁当やお惣菜を頻繁に買って食べていたら高くつきますよ。それにスーパーのお惣菜は安全かどうかも不安です。体に良さそうに見える和食のおかずでも、材料が本当に安心安全なものかわかりません。お惣菜はそこまでの情報をラベル表示しなくてもいいことになっていますから注意が必要です。

また、バイキング式の惣菜売場では衛生面でも心配です。少し前にもバイキング式惣菜店で購入したものを食べた3歳の女児が、O157に感染して亡くなったという悲しいニュース（2017年）がありました。

日頃、スーパーなどで見ていても、プラスチックのパックに、コロッケ、カツ、天ぷらを次々と入れて皆さん買っていきますよ。若者、主婦の方、仕事帰りのサラリーマン、ご年配の方まで世代を問わず。揚げ物ばかりで脂肪過多が心配です。

永田◆油は、たとえ質が良くてもカロリーが高いところが問題です。幼児期（6歳まで）では、炒め物に使う程度の油で十分に足りています。そこに、唐揚げやフライなどを食べてしまったら、おそらく1～2時間走り続けないと処理しきれないんじゃないかと思います。外で思いきり運動できないような時には、揚げ物は避けたほうがいいです。

また、おやつでもかなりの油を摂っています。堅焼きの草加せんべいなどは油分ゼロですが、パリパリ、サクサクと歯触りが軽いせんべいなどには、20％程度の油やショートニングが含まれています。スナック菓子になると約40％も入っています。ビスケットにしろ、クッキーにしろ、ショートニングやマーガリンが入っています。

マーガリンは有害なトランス脂肪酸が含まれていることが指摘されて、最近は買わないように意識している消費者も増えているようですが、植物油の弊害を言い出したらキリがないです。ドレッシング、マヨネーズを含めたら、1日に3回も4回も植物油を摂取していることになります。明らかに、今の乳幼児は植物油を気づかぬうちに過剰に摂取しています。これは子どもから大人に至るまで、全年齢に共通しています。

α-リノレン酸とリノール酸は必須脂肪酸である！

小崎●生野菜のサラダにドレッシングやマヨネーズをたっぷりとかけて食べていたら、食物繊維やビタミンは摂れても脂肪過多ですからね。おやつでもポテトチップスやスナック類、フライドポテトなどを、手と口の周りをベタベタにして食べています。袋を取り上げないといつまでも食べてしまいそうで、見ていて本当に怖いです。

永田◆確かに、心配になるくらいに摂取しています。α-リノレン酸とリノール酸は必須脂肪酸といわれます。この「必須」とは、人の体内では作れないので食事から摂取する必要があるということです。

α-リノレン酸は、オメガ3系に属し、野菜類と海藻類に多く含まれており、現代の食生活では圧倒的に不足しています。オメガ3系は健康維持に役立ちますので摂取し過ぎても構いません。シソ油と亜麻仁油にも多く含まれています。

一方、リノール酸の必要量は、日常的に米や大豆類及び肉類・卵類を食べていれば十分摂れる量です。オメガ6系ですので、摂り過ぎた場合、健康を損なうほうへ作用します。現代の食生活では、家庭では揚げ物料理が増え、またほとんどの加工食品に植物油が使われていますので制限することが至難の業です。

α-リノレン酸を増やし、リノール酸を控える工夫が大事であることを繰り返し強調しておきます。

なぜこんなにも植物油を摂り過ぎるようになったのか

永田◆昔、我が国で使っていた植物油は絞り出す方法（圧搾《あっさく》法）で作っていたので、手間がかかり、とても高価でしたから貴重品扱いでした。日頃は炒め煮で少量使い、揚げ物料理はお祝いや祭りの時などに使う程度で、控えめに使っていました。
第二次世界大戦後、アメリカでは心臓病が増えて国を滅ぼすとまで恐れられていました。そこで国を挙げて世界の栄養学者を集め、検討した結果、動物性脂肪、特にコレステロールの摂り過ぎが大きな要因と判明したのです。

当時、世界の医学界をリードしていたアメリカに、日本から多くの医師たちが留学して新しい医学を習得し帰国します。心臓病が少ない我が国にも、アメリカ医学が導入され、「心臓病を防ぐには、動物性脂肪を控えて植物油に置き換えたほうがいい」というスローガンに変わったのです。

小崎●単純に「植物性」とだけ聞くと、動物性に比べたら体へのリスクが少ないように感じますが、だからといって、「植物油をどんどん摂りましょう」という意味合いとは違いますよね。

永田◆我が意を得たりとばかりに、製油メーカーは植物油の大量生産に乗り出しました。いかに効率良く安価に製造するかが勝負です。そして、販路を拡大するため、消費者に向けて「植物油は健康に良い」というイメージ作りをしていきます。

その結果が現状です。油脂が加わるとおいしく感じることを利用して、すべての加工品に植物油が混ぜてあります。今、植物油を含まない加工食品を探すことは困難です。また、市販のお菓子類には高価なバターの代わりに、植物油から精製した安価なマーガリンやショートニングが使われるようになりました。

その一方で、我が国は昔から世界でも心臓病が少ない国として注目されていました。それには伝統的和食が大きく貢献していることに気づき、食事調査のために来日したアメリカの栄養学の権威者もいたほどです。

ついに「コレステロールは悪玉、植物油は善玉」説が逆転した

永田◆こうして日本は、あっという間に植物油にまみれた時代を迎えました。その結果、期待に反してむしろ心臓病は増え続け、新たにアレルギー疾患をはじめ、ガン、認知症を含めた生活習慣病が増加してきたのです。

脂質栄養学の著しい進歩により、近年、そのからくりが徐々に解明されてきました。コレステロールがある程度高いほうがむしろ長生きできる、免疫力も増すことなどが明らかになったのです。

「植物油は健康に良い」という以前のキャッチフレーズが全く逆転して、現在は「植物油は悪玉、コレステロールは善玉」説に一変しました。その一端を、私も小児科臨床の立場で、多くの症例から経験してきました。

小崎●最近は、「体脂肪を減らすのを助ける」「脂肪の吸収を抑える」「血圧が高めの方に」などと健康効果を期待させるトクホ（特定保健用食品）マークのついた飲料や食品もヒットしているようですが、これらも単なるメーカーのイメージ戦略にしか感じられず、信用できなくなります。何を信じればいいのか、消費者である私たち自身が賢くならなければいけません。

安価な植物油には、はじめから健康被害をもたらす成分が含まれている

永田◆ここで、質問を二つ。
〈質問❶〉手作りのオリーブ油の寿命は?
〈質問❷〉植物油の保存方法は?

❶の答えは、消費期間はわずか1週間だそうです。搾りカスを多く含み、にごって濃緑色をしています。

❷の答えは、植物油は生鮮食品なので劣化しやすく、開封したら遮光して冷蔵庫

に保存します。数カ月以内に使い切るのがポイントです。

これらの性質は、手作りのゴマ油、コメ油、菜種油にもほぼ共通しているはずです。植物油の本来の姿を理解していただいたところで、現代の植物油の精製法について説明しましょう。

◉高温抽出法

大量生産でき、安価で長期保存が可能。大手メーカーの製品は、ほとんどがこの高温抽出法で精製されており、消費量は圧倒的に多いです。

油分を有機溶媒（ヘキサン＝石油成分）に溶かし、採油効率を99％まで上げて抽出します。精製工程で、不純物の除去、遊離脂肪酸の除去、脱色、脱臭などを行い、栄養成分まで除去され、長期保存可能で透明な精製油ができ上がります。さらに、各工程において何度も200℃以上の高温にさらされるために、「トランス脂肪酸」が産生され、酸化、劣化の要因となります。つまり、製品化された時点で、健康被害をもたらす「ヘキサン」と「トランス脂肪酸」がすでに少量ながら含まれているのです。

最近、山嶋哲盛医師は著書『そのサラダ油が脳と体を壊してる』（ダイナミックセラーズ出版）や『サラダ油をやめれば認知症にならない』（ＳＢクリエイティブ）の中で、認知症の原因物質は現在定説となっている「アミロイドβ」ではなく、「ヒドロキシノネナール」という毒性物質であると主張されています。この物質がサラダ油の製油工程の高温条件下で産生されると指摘しています。

油の原料となるゴマには「リグナン（セサミンを含む）」、大豆には「イソフラボン」「サポニン」など健康に役立つフィトケミカルが多く含まれています。しかし、精製されたゴマ油や大豆油には、これらの良い成分は含まれていません。摂り過ぎるとリノール酸過多となって、逆に健康を損なうことになります。

食養生の専門家の多くは、高温抽出法で精製された油を、「汚れた油」とか「死んだ油」と呼んで警告しています。

◉低温圧搾法（＝コールドプレス法）

これは伝統的製法で、現在でも地方で中小メーカーがわずかに生産しています。昔ながらの方法で、油圧機を使って搾り出すため、手間と時間がかかり、採油効率も30％と低く、上質である分価格も高くなります。

山嶋先生は先の著書の中で、「上質の油の選択法として、加熱調理用の油は1グラムが3円以上のもの、生で使う油は10円以上を基準にするとよい」としています。
上質な油は出費もかさむので、今後は「控えめに使う」ことで帳尻を合わせてほしいです。健康維持にもつながるわけですから、結果的に良い買い物になるはずです。

小崎●毎日食べる基礎食品である「米・味噌・醤油・塩・油」、この5つは値段が高くても質の良いものを選んでほしいです。そのほうが作った料理もおいしいですし、何より健康体になるのですから、ここの選択はとても重要です。

諸外国では、表示が義務づけられた〝トランス脂肪酸〟

永田◆トランス脂肪酸は、植物油に水素添加して固形化や半固形化（疑似脂肪化）したものです。そういう工程で製品化されたマーガリンやショートニング、ファットスプレッドなどに、トランス脂肪酸は比較的に多く含まれています。また、高圧抽出法で精製される市販の食用油にも微量のトランス脂肪酸が含まれています。
自然界では、反芻《はんすう》する牛などの胃の中でも作られるため、牛乳や乳製品などにも微量のトランス脂肪酸が含まれていますが、許容範囲内と考えられているようです。

トランス脂肪酸を顕微鏡で覗くと〝プラスチック〟と同様の構造をしているそうです。ですから人が過剰に摂取した場合、処理できずにいろいろな健康被害を起こしてしまいます。

◉善玉コレステロールを減らして悪玉コレステロールを増やす
◉細胞膜に付着して細胞を傷つける
◉活性酸素を産生する

これらが重なって、動脈硬化、心臓病、アレルギー、ガン、認知症、老化などを促進するといわれています。

そのため諸外国では、食品に含まれるトランス脂肪酸の含有率の表示が義務づけられたり、外食産業でトランス脂肪酸の使用が禁止されたりしています。

トランス脂肪酸の含有率には、メーカーごとに大きな開きがある

永田◆我が国でも、農林水産省が平成17年から19年度に、日本人のトランス脂肪酸の摂取量を推定するための調査をした結果、「日本人の大多数はWHO（世界保健機構）の勧告基準値以下で、通常の食生活では健康への影響は小さいと考えられる」と結論づけています。

一方で、脂質摂取量の多い食生活をしている人や外食に依存している若い世代では、トランス脂肪酸を過剰に摂取しているので決して安心できません。

同時に食品業界に、トランス脂肪酸の低減対策を呼びかけ、8年後の平成26年には、マーガリンに含まれるトランス脂肪酸の濃度（含有率）は中央値で8・7（平成18年度）から0・99までおよそ9分の1まで減少しています。〈表4〉

しかし、この結果に安心できません。実は、このデータは調査点数が46点と極端に少ないこと、さらには含有率に大きな幅があり、最小値0・44%から最大値16%まで広がっているからです。

〈表4〉食品中の脂質とトランス脂肪酸の濃度

平成26・27年度

品目［調査点数］	脂質（g/食品100g）中央値*［範囲］	トランス脂肪酸（g/食品100g）中央値*［範囲］
マーガリン［46］	83［81~87］	0.99［0.44~16］
ファットスプレッド［33］	67［38~81］	0.69［0.32~4.4］
ショートニング［24］	100	1.0［0.46~24］
植物性油脂［50］（食用調合油を含む）	100	0.91［0.21~5.4］
マヨネーズ、サラダクリーミードレッシング［8］	73［34~78］	0.95［0.34~1.1］
ドレッシング［7］（マヨネーズ及びサラダクリーミードレッシングを除く）	34［13~50］	0.52［0.07~6.4］
ルウ［20］（カレー、ハヤシ、シチュー）	32［15~38］	0.51［0.13~0.71］
米菓［10］	18［2.4~42］	0.20［0.05~0.52］
ショートケーキ［7］	20［19~26］	0.42［0.21~1.2］
アップルパイ、ミートパイ［8］	19［11~29］	0.27［0.09~0.58］
ドーナツ［11］	28［22~40］	0.30［0.12~0.62］
菓子パイ［5］	31［26~32］	0.58［0.15~4.6］
クッキー ［11］	28［23~33］	0.19［0.08~0.67］
スナック類［35］	32［17~42］	0.25［0.16~0.90］
チョコレート［10］	34［25~40］	0.19［0.10~0.40］

*複数のデータを、数値が小さいほうから順番に並べた時、ちょうど中央にくる値（データが偶数個の場合は、中央に近い二つの値の平均値）。

農林水産省「食品中の脂質、トランス脂肪酸及び飽和脂肪酸の濃度」（平成26・27年度調査）より抜粋すなわち、製品によっては、トランス脂肪酸を最大値まで含むマーガリンも市販されています。単純に最大値を最小値で割ると36倍もの開きがあります。これらのマーガリンが引き続き多くの加工食品に使用され、市販されているわけです。

トランス脂肪酸含有量の〝見える化〟が必要

永田◆前ページ〈表4〉で示されているように、トランス脂肪酸の含有率は中央値で、マーガリンとショートニングで約1％（最大値は16〜24％）、一般の食用油とマヨネーズにも約1％（最大値は5・4％）含まれています。日常的に脂質を多く摂取している人は、やはり注意が必要です。

また、我が国でもトランス脂肪酸含有量の表示を早急に義務化すべきであり、メーカーも消費者もトランス脂肪酸の低減に対して、もっと積極的になるべきです。

なお、前に述べたとおり、トランス脂肪酸はバターに1・7％、チーズに約1％含まれていますが、マーガリンやショートニングの摂取量に比べるとはるかに少ないため、健康問題はそれほど生じないのでしょう。けれども、乳製品も控えめに摂取するほうが賢明です。

小崎●トランス脂肪酸の恐怖を知ってからというもの、部活帰りの中高生や、塾に行く前の腹ごしらえでコンビニエンスストアを利用する子どもたちがとても多いことが気がかりです。コンビニエンスストアの前で、串に刺さった唐揚げやアメリカンドッグを片手で食べながら、もう片方の手でスマートフォンに夢中になっている光景をよく目にします。店内のレジ脇のガラスケースには、焼鳥、つくね、フランクフルト、ドーナツ、コロッケなどがずらりと陳列されています。

コンビニエンスストアの多くは毎日24時間、お祭りの屋台が並んだ状態です。いくら学力を高めようと塾に通っても夕食のあり方がこれでは、期待外れになるかもしれません。トランス脂肪酸で健康を害していては意味がないと思うのです。

ふたば幼稚園を卒園した子でしたが、やはり中学生になってコンビニエンスストアを毎日利用するようになり、過呼吸やぜんそくの症状が出て大変な目に遭った子がいました。永田先生に診てもらったおかげで、今は元気に大学生活を送っています。

〈体験記はP106〉

オメガ6系植物油がはびこる食品売場を直視できますか？

永田◆先に、健康を左右する脂肪酸にオメガ3（n-3系）とオメガ6（n-6系）があり、オメガ3（n-3系）は健康保持に働き、逆にオメガ6（n-6系）は健康を損なう働きをする、しかも両者は拮抗することは述べました。困ったことに、市販されている植物油の主成分は、大部分がオメガ6（n-6系）のリノール酸です。

大豆油、菜種油、コメ油、ゴマ油、コーン油などの主成分は、オメガ6（n-6系）のリノール酸なのです。市販のサラダ油や食用油は、大豆油と菜種油が適宜配合されています。また、これらの植物油を固体化したマーガリン、ショートニング、ファットスプレッドなどもオメガ6（n-6系）です。リノール酸は、大量に精製できるので安価で、外食産業、ファストフード、スーパーマーケットで製造される惣菜や半調理製品、食パンなどのパン類、子ども用の菓子類などに多く使われます。

すでに、現代の食生活がオメガ6（n-6系）優勢に著しく傾斜しているため、ロイコトリエンが大量に産生される素地ができ、アレルギー疾患が多発し、同時に他の脂質メディエーターも大量に産生されて生活習慣病の多発につながっていることも強調しました。
オメガ3（n-3系）の油では、シソ油（=エゴマ油）と亜麻仁油の2種類が市販されています。こちらは、原料自体が少なく、上質で値段も高めです。摂り過ぎても、健康を維持できるため心配はいりません。一般には、生でしか使えないため、加熱調理できないのが弱点です。アメリカでは、病気の予防や治療に毎日大さじで飲んでいる人もいるそうです。

小崎●アジ、サバ、イワシにはEPAやDHAがいっぱいです。日本人は毎日の和食で良い油をちゃんと摂取できているので、オメガ3（n-3系）の油をわざわざ飲んでまで摂取する必要はないんですよね。
日本人と欧米人とは体質が違うので、そのまま取り入れるのはおかしな話です。イタリア人は赤ちゃんが生まれたら、スプーン1杯のオリーブ油を赤ちゃんに飲ませるそうです。そういう文化ですから、日本とは別物です。

第3の油〝オリーブ油〟でも、摂り過ぎると健康に良いとは限らない

永田◆地中海食の人々はオリーブ油を大量に摂取しているけれど、心臓病にかかる人が少ないという疫学調査から、いつしかオリーブ油は健康に良いとするイメージがマスコミ中心に広がったようです。

オリーブ油の主成分はオレイン酸で、オメガ9（n-9系）に分類されます。これは、アレルギーを引き起こすロイコトリエンや他の脂質メディエーターは産生しませんので、過剰に摂ってもアレルギー反応を促進することはありません。しかし、高カロリーですので摂り過ぎると〝痰湿〟の材料にはなります。日常は、遮光瓶に入った上質なエキストラバージン・オリーブオイルを炒め煮程度に使うのが望ましいです。これもやはり摂り過ぎはよくありません。

日本脂質栄養学会の初代会長を務めた、奥山治美先生は「動物実験で、オリーブ油は余るほど発ガンや脳出血を促進する作用があるので、できるだけ少量使う方がいい」と著書『本当は危ない植物油　その毒性と環境ホルモン作用』（角川書店）の

中で述べています。

心臓病を予防するためには、伝統的和食が最適であることは、アメリカの栄養学の権威者も認めていたほどですので、わざわざ地中海料理に替える必要はありません。

小崎●聖路加国際病院名誉院長として知られる日野原重明先生も地中海食を食べておられたそうですし、牛乳とオリーブ油を飲んで長生きしているとご自身で仰っておられました。そう聞くと、牛乳とオリーブ油を飲めば健康で長生きができると思われるでしょうが、日野原先生はそれ以外にもたくさん健康の秘訣を持ち、気をつけていらっしゃったと思いますよ。だからこそ、１０５歳という長寿を全うされたのだと思います。

植物油の上手な選び方と使い方

永田◆植物油の裏事情がわかると、植物油の選び方や使い方に悩まれると思います。そこで選び方や使い方のポイントをまとめてみましょう。

◉現時点で、摂り過ぎても健康被害がないのは、オメガ3（n-3系）のシソ油（＝エゴマ油）と亜麻仁油だけです。これらの油は良質ですが高価です。昔は、食用油は高価で貴重品だったのです。ですから自ずと控えめに使うようになります。

◉加熱調理には本物のエキストラバージンオリーブオイルを炒め煮などで時々使う。なるべく運動量を多くして、燃焼できる範囲で使うことが大事です。

◉伝統的な低温圧搾法で搾られたゴマ油、菜種油、コメ油も比較的に良質と考えられるので、控えめに使うとよいでしょう。

◉奥山先生は、シソ油と亜麻仁油に次いで、油料理にはバター、ラードなども勧めています。そして、「これからは、安全な油を選ぶとともに、〝良い油を少量使う〟という食生活の改善に取り組むことも必要だ。これが長寿への最も近道になる」と結んでいます。

◉山嶋先生が言われるように、加熱用には1グラム3円以上の油を、生で使うには1グラム10円以上の油を選ぶことも参考にするといいでしょう。

小崎●1グラム当たりの油の値段なんて、考えたこともなかったです。こういう見方でスーパーや量販店、自然食品専門店や百貨店の食品売場まで、あちこち見て歩きたいと思います。

植物油を摂り過ぎると、どのような健康被害が現れるでしょうか

永田◆ここで、再度、植物油の摂り過ぎによる健康被害についてまとめておきます。

〈**健康被害**〉

❶鼻腔に湿疹ができる→痒みのため、鼻こすり、鼻いじり、鼻血が出る
❷結膜を痒がる、肛門を痒がる、へそを痒がる
❸倦怠感、無気力、鈍感、味覚鈍麻、好き嫌い、顔色が悪い、肥満傾向

〈**いろいろな病気**〉

❹アトピー性皮膚炎、慢性じん麻疹、老人性皮膚そう痒症
❺アレルギー性鼻・副鼻腔炎（鼻閉、鼾、鼻すすり）、気管支ぜんそく、スギ花粉症
❻アレルギー性結膜炎

❼生活習慣病、認知症、ガンなど

❶と❷の症状は、植物油を摂り過ぎた翌日に現れるので、注意深く観察すると、個人の油の処理力が推測できます。一方、植物油を除去すると1～2週間内に症状がなくなります。

❸の症状は、植物油を長期間摂り過ぎて引き起こされます。従って、油を除去して改善するまでには1カ月以上かかります。

❹の慢性じん麻疹は、油を除去後、その広がりと痒みの強さが次第に軽快し、1～2カ月後には治療薬が不要となります。

❺の鼻閉、鼾は、油を除去後、1～2週間で軽快し始め、1カ月後にはかなり改善されます。

すべてに共通しますが、食事バランスが和食パターンを維持するほうが早期に順調に改善されます。一方、洋風食パターンでは一旦かなり改善されても、軽い症状が残存してなかなかゴールへ到達できません。従って、和食パターンを長期間維持できれば、前述すべての症状や病気の治療と予防に共通して役立つことになります。

原因不明の〝慢性じんま疹〟が植物油を除去して解決

永田◆慢性じんま疹は、未だに皮膚科ではほとんどが原因不明として扱われ、治療法は抗アレルギー剤の内服しかありません。これらの薬には眠気の作用もあり、飲み続けるのが困難な患者さんもいます。

当科の食事バランスの評価法から、慢性じんま疹の主因は、（イ）リノール酸（＝植物油）を過剰に摂取していること、（ロ）食事バランスが洋風食パターンでアレルギー反応を促進していることが判明しました。ここでも、オメガ6（n‐6系）のリノール酸が優勢になって、ロイコトリエンが大量に産生されている様子がうかがえます。

そこで、リノール酸を含む植物油を除去して（イ）に対処し、和食パターンに改善する食事療法をして（ロ）に対処してもらったところ、ほぼ解決できました。

◉15歳以上の成人群（37例）の治療効果

改善例…43％
有効例…27％
」有効率…70％

不変例…8%
不明群…22%

◉14歳以下の小児群（14例）の治療効果

改善例…86%
有効例…7%
（有効率…93%）
不明群…7%

つまり、小児群の治療成績が成人群より勝っているのは、食事療法を徹底して実践できたからです。成人群では、社会生活が優先されて食事療法が不徹底になる機会が多いため、その影響が治療成績にも反映されています。それでも、リノール酸の摂取量を大幅に減量できていれば、それまでの日常生活に支障をきたしていた悩みに比べると、楽に凌げるほどに軽快しています。そのうえ、主因がわかっていますので自己管理が可能になります。

小崎●お母さんが食事をきちんと管理できる子どものうちに、食事療法を徹底したいところですね。やがて一人暮らしをしたり、社会人になって忙しさから食生活が乱れがちになっても、コントロールする意識があれば、解決できるのですから心にゆとりが生まれます。

永田◆それでは、慢性じん麻疹を解決できた48歳・男性例を紹介しましょう。

6年前からじん麻疹が出現するようになり、皮膚科で抗アレルギー剤を処方されて内服していました。しかし、入浴後に出現するため、心配で受診されました。他にも、アレルギー性鼻炎と結膜炎があり、肩こり、易《い》疲労感（疲れやすい）、便秘なども伴っていました。食事バランスの評価法では、魚の摂取量が必要量の42％と極端な不足、リノール酸は必要量より30％摂り過ぎでした。その結果、n-6／n-3比は5・45（基準値は3以下）と高く、アレルギー反応をかなり促進していました。

そこで治療法は、リノール酸を多く含む植物油を除去して、魚を以前の2倍量摂取することをお願いし、効果がない薬は中止しました。

1カ月後、じん麻疹は存続しているけれど、頻度と規模が半減しました。3カ月後には当初の10分の1以下に激減し、体調が良く、顔色につやが出て活気も出てきました。便秘もなくなり、体重も2キロ減りました。以後、自己管理が可能になりましたので、好成績で〝卒業〟してもらいました。

3カ月後（卒業時）の食事バランスの結果は、野菜の摂取量が以前の3倍近く増え、魚も80％まで増え、リノール酸がわずか＋7％に減量でき、n‐6／n‐3比は2・31と見事に〝和食パターン〟へ改善され、アレルギー反応にブレーキがかかっています。

ここまで維持できれば当然体調も良いはずです。そして、自然回復力もアップしていることでしょう。

「フライパン運動」から「お煮しめ運動」へ！

永田◆若いお母さん方が作る野菜料理は、サラダや炒め物が多いです。お煮しめなんて時間のかかるメニューは選択肢に入っていないようです。そもそも作り方に慣れていないようです。健康な食事にしようと思ったら、葉もの類、根菜類、海藻類、きのこ類、芋類、この中から3～4品を組み合わせて毎食作るのが望ましいです。朝は、具だくさんの味噌汁、夜はお煮しめがあったら理想的です。

小崎●炒め物の食文化が日本に定着したのは昭和30年代からだと思います。当時の日本では、国を挙げて油や小麦粉、乳製品を食卓に浸透させようと「フライパン運動」（別名「油炒め運動」）なるキャンペーンを、確か当時の厚生省がアメリカから補助を受け、キッチンカーを走らせながら全国展開を行っていたと思います。当時、炒め物やホットケーキなどをフライパンで実演している様子を、割烹着を着たお母さんたちがキッチンカーの周りに集まって見入っている古い写真や新聞の記事を見た記憶があります。

これだけ油の害を拡大してしまって、結果、医療費がかさんでいるのだから、今度は「お煮しめ運動」を展開するべきです。お煮しめはおせち料理になるくらいですから保存が効きます。まとめて作って冷蔵庫に入れておけばいいんです。

あとは季節の野菜をお浸しや胡麻和えにしてもいいですよ。すり鉢を使う家庭が減っているのも残念です。酢の物も作らなくなりました。酢の物の味が苦手という方も多いです。酢の物が苦手だったら酢味噌にすれば食べやすいですし、酢味噌に慣れたら徐々に酢の物にしていけばいいですよ。大根と人参を細く切って、塩を振ってしんなりしたら、そこにアジやイワシ、白身の刺身などを加えてぬた和えにしたら最高です。博多ではお祝いの席でこのぬた和えを食べますが、魚の出汁が出て絶品です。

いつまでも傷《いた》まない食品が溢れていることに疑問を持って

永田◆脂っこくて味の濃い食事ばかりだと味覚がすべて鈍感になります。舌には味蕾《みらい》といって、味覚を感じるところがあります。植物油をいつも摂り過ぎていると味覚が鈍感になり、味蕾センサーが反応しなくなります。その結果、濃い味や刺激物しか食べなくなり、好き嫌いをするようになります。でも、油を除去していくと、センサーが復活して薄味でも食べられるようになるようです。

小崎●甘味・塩味・酸味・苦味・うま味といった五味を感じながら、五感（視覚・聴覚・味覚・嗅覚・触覚）が刺激されるような食卓であってほしいです。

昔は常備菜でも、匂いをかいで、箸で糸がひいたら傷んでいると自分で判断していました。今は、何日も同じものを食べるという発想がなくなりましたし、風味の変化にもあまり気がついていないように感じます。それ以上に賞味期限に敏感過ぎるように思います。

永田◆傷んでいる食品を判断する我々の能力が低下していることもありますし、昔は防腐剤が入っていないのでわかりやすかった面もあります。今は防腐剤が入っている食品が多いですし、雑菌が増えてもあまり変化が生じないのかもしれません。添加物次第では、自分で判断するのは難しいところもありますね。

小崎●加工品、特に工業製品化している食物に関しては、もはや五感を頼りにしてはいけないという時代なのですね。恐ろしい世の中になりました。だったらなおさら、子どもも大人も今すぐにでも食を見直して、これ以上恐ろしいことにならないように努めていかなくてはいけません。

私たちは年齢や体質で個人差があっても、食べ物に生かされているということに変わりはありません。その食事内容を正し、さらに生活リズムを正せば、体の中から健康的に再生するのは当然のことです。

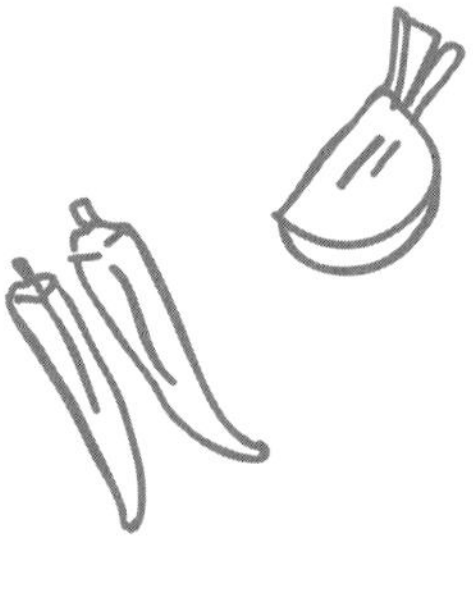

第4章

麦と米——主食のおはなし

噛まなくなった日本人

小崎●うちの園児で、体を痒がって落ち着きがなく、いつもイライラして情緒が不安定な子がいました。もう体の奥のほうから痒いというような状態で、眠れないほどでかわいそうでした。お母さんに家庭での食事内容を聞いてみると、うちの幼稚園が和食給食に力を入れていることを知って入園された方でしたから、家庭でもご飯に味噌汁といった和食中心の生活をされているとのことでした。

ちゃんと和食を食べていらして、どうしてこんなに痒がるのだろうと私は不思議に思いました。そこで、園医である永田先生の内科健診の時に、お母さんにも同席していただくようにお願いしました。そして永田先生に診ていただいて、まさか湿疹の原因が〝お米〟にあったなんて……あの時は驚きましたよ。その後、永田先生のところに入院されてきれいに治りましたものね。

永田◆アトピーの主な原因は、毎日悩みが続いていることから単純に、毎日食べている食物（特に、脂質またはタンパク質）と推測しました。昭和50年代前半までは、牛乳・鶏卵・植物油の「三大食品」と考え、これらを除去することでアトピーの症状はほぼ治まっていました。ところが、昭和50年代後半からそれでも改善されない症例が増え始め、ご飯（米）が原因になることもあると考えざるを得なくなりました。

高脂質・高タンパク質の食事を続けた結果、消化機能が破綻して、ついに米に含まれるタンパク成分まで処理できない状態に陥ったのです。白米に含まれるタンパク質が6％程度、玄米で7％程度です。これを〝よく噛まずに〟食べているため分解できないようです。湿疹の原因が米にまで及ぶと、強烈な痒みを伴ってきます。また、主食の除去対策も、とても厄介になります。

「お米がアトピーの原因になっている」と指摘すると、皆さん、驚かれます。私も最初は認めたくない心境でした。はじめから米が原因ではなく、洋風な食生活によって引き起こされた、あくまでも〝二次的な被害〟と考えられます。

また、米の除去は皮疹が消えるまでの短い期間で行い、回復するにつれてご飯を食べることができます。さらに、米の代替品も準備されていますので心配無用です。

小崎●噛まないで食べるのもよくないですよね。見ていると1〜2回噛んだら呑み込む子もいます。また、朝食や昼食を高機能タイプのゼリー飲料で済ませてしまう若者も少なくないと聞きます。飲み物で流し込むような食事が増えたおかげで、子どもたちの噛む力が衰えているように感じます。家庭で柔らかいものばかり食べているのでしょうね。

食事は必要な栄養を必要な量だけ胃袋に送り込めばよいというわけではありません。しっかり噛んで、効率良く消化・分解・吸収が行われて排泄《はいせつ》されるまで、すべて意味があり、つながりがあります。子どもたちにも〝こめかみ〟を指で押さえて見せ、よく噛んで食べるように指導しています。お年寄りもお粥にするから弱るんです。柔らかいものばかり食べていると、かえって咀嚼《そしゃく》機能が衰えてきて、認知症の要因にもなり兼ねませんよ。

永田◆強烈な痒みをもたらす米のタンパク成分の分子量は、１・５万〜２・５万単位（ダルトン）の大きさです。これを最終産物のアミノ酸（分子量１００単位）まで消化するためには、実に約２００分の１まで分解しなければならないのです。ご飯をよく噛まずにたくさん食べると、その中間産物であるポリペプチド＝〝お荷物〟（分子量およそ1千単位）が消化管で大量に産生されます。このポリペプチドが血液に吸収され、皮膚炎部位へ運ばれてくる時に、ジクジクと湧き出るような耐えられないほどの痒みをもたらすのです。

米の痒みの強さは、実は、五大食品（三大食品＋米・小麦）の中でも最大で、患者さんは「気が狂いそう！」と訴えます。アトピーで睡眠障害を伴っている場合は、米によることが多いです。

小崎●まさか、主食であるお米で湿疹が引き起こされるなんて、普通なら考えられませんよね。永田先生もさぞかし頭を抱えられたことでしょう。

米や植物油は、アレルギー検査では見つからない

永田◆ラスト法というアレルギー検査では、分子量が1千単位ですから小さいタンパク質は検出できません。また、植物油もタンパク質ではないために検査では見つけられません。アトピーの主要原因である「植物油」と「米」は、現在あるアレルギー検査を駆使しても見い出せないため、一般には「原因不明」として扱われています。

それでは、私はどうやってアトピーの原因を見つけているのでしょうか。

これまで1万例を超える症例について、その皮膚像を詳細に観察しているうちに

主要な「五大食品」がもたらす特徴像が見えてきました。それを〝皮疹マップ〟として、診察時に活用しています。併せて、食事調査も重要な手がかりになります。この方法には、「該当食品を除去するとアトピーが改善され、摂取すると悪化する」という再現性がありますので、患者さん側でも十分に応用できます。

小崎●原因不明とされて、アトピーで悩んでおられる方はたくさんいらっしゃるはずです。けれども原因は必ずあるはずです。その原因を永田先生は独自の視点でとことん追求され、患者さん一人ひとりの食事調査から見極めてこられた。

それにしても、なぜ、小麦ではなく米が主因となっているのでしょうか？

永田◆現在、我が国では一般に、毎日の主食にパン食（小麦類）1回＋ご飯（米）2回のパターンが多いと思います。ですから、摂取している量は、米が圧倒的に多くなります。しかし、最近このパターンが逆転して、小麦2回＋米1回のケースも出てきました。朝にパン、昼に麺類、夜にご飯という人は少なくないはずです。

小麦優勢のパターンを数カ月続けていると、小麦にもタンパク成分が約10％含まれていますので、今度は小麦による皮疹が出現してきます。小麦の皮疹マップも、米の特徴像に酷似しています。

最近、小麦を日に3回主食にしているケースに遭遇しました。アイルランド人と日本人のハーフの5歳・女児です。皮疹マップは、米の特徴像を示しています。痒みも強烈で夜も眠れないと訴えています。そこで、小麦類を植物油とともに除去して、主食を治療用の〝低アレルギー米〟へ替えてもらいました。激しかった炎症が1週間後にはすっかり消えて、よく眠れるようになったと喜んでおられました。もちろん、ステロイド外用剤の力も借りました。その後、帰国されたので以後の経過は不明ですが、主食は低アレルギー米を続けておられることでしょう。

母乳と和食で育ててもアトピーが出るのは、なぜ?

永田◈母乳栄養中の乳児で、お母さんの食事は和食中心にもかかわらず米の皮疹が見られることがあります。リスクの低い和食のはずなのに、どうしてでしょうか。

「昔は、ご飯と味噌汁だけの食事で良い母乳が出たので、とにかくご飯をしっかり食べなさい」と助産師さんに指導されたお母さんもいます。乳児期は、一生のうちで最も成長が盛んな時期ですので、乳児はたくさんの栄養分を要求します。そのため、母乳で栄養分を届ける立場のお母さんは、いわば2人分の食事量が必要であり、非常にお腹が空くのでたくさん食べるようになります。

その際、成長の材料として必須のタンパク質を十分量摂取しないと、ご飯をいくらたくさん食べても満足できません。お腹が空くと、手軽な〝おにぎり〟を粗噛みして、米の皮疹がますます悪化していきます。また、お母さんは無性に〝甘いもの〟が欲しくなります。

こうした食事内容の影響を受けて、赤ちゃんはイライラするようになり、湿疹はどんどん悪化していくので痒みのつらさも加わって、ついには育児困難に陥ります。

授乳婦のタンパク質が不足すると、授乳婦と乳児にどのように影響を与えるか、順を追って紹介します。

〈影響1〉

◉母乳が薄くなるため、授乳間隔が1〜2時間に短縮する。

授乳婦が毎日3食ともタンパク質を摂取していると、濃い母乳になり授乳間隔が3時間に延びる。その間、子どもから手が離れるので家事も十分行え、育児がとても楽になる

↓

〈影響2〉

◉乳児の体重が増えにくくなり、母子手帳に記録すると標準曲線から次第に下方へずれてくる。

母乳栄養児の体重増加が標準を下回るのは、母乳そのものが悪いのではなく、母親のタンパク質摂取量が不足しているためです。間違っても、粉ミルク（＝牛乳）に替えてはいけません。乳児の多くは粉ミルクを嫌うからです。血液検査でも、乳児にタンパク質不足が確認できます。

↓

〈影響3〉

◉母親の妊娠前のベスト体重から徐々に減量してくる。

乳児の成長に必要な栄養分が、母親の組織から奪われるため。

↓

〈影響4〉

◉母親の体力・スタミナが落ちて、日常生活に支障をきたすようになる。

授乳中、母親は１日３食とも、タンパク質のおかずを食べることが大事。

成長期に必要なタンパク質は、毎食摂取することが大事

小崎●玄米と味噌汁と野菜が中心の穀菜食型、いわゆる「マクロビオティック」の食事さえしていれば健康を維持できるという考えのお母さんもいますが、それは違います。マクロビオティックは病気をした人のための養生食であって、仮に大人がマクロビオティックの食事で体調が良くなったとしても、成長期である子どものうちは動物性タンパク質も必要なのです。

永田先生が先ほど述べられたように、母乳で赤ちゃんに栄養を届ける立場にあるお母さんにも、タンパク質を十分に摂取してもらわないと困ります。

永田◆お母さん自身は、身体的な成長期を過ぎていますので、夕食にタンパク質を摂るくらいで足りるのです。ところが、成長期の赤ちゃんには1日に3回、毎食タンパク質が必要です。

たとえば、朝は味噌汁に豆腐200グラム、夕食に魚の切り身なら1〜1・5人分、昼は前日の夕食分を利用する。肉料理は週に2回程度が適量と考えていますが、肉

料理の献立では、1〜1・5人分を目途に昼と夕食に摂る。

ここで、3食のタンパク質のうち大豆類は2回にしないほうがいいです。なぜなら、必須アミノ酸のバランス上、魚や肉を2回、大豆類1回のほうが望ましいからです。

これに野菜たっぷりの副菜を合わせると、主食・主菜・副菜が立派に揃い、家族の健康維持にも役立ちます。できれば、一口ごとに20回噛むこと。ご飯の量はどのくらい食べたらいいのかとよく質問されますが、これは体格差や個人差がありますから、ご自身で判断してほしいです。朝食の必要量は、先の条件下で〝昼食まで楽に待てる量〟となり、昼食の量も〝夕食まで待てる量〟となります。

タンパク質の必要量が充足されると、空腹感を意識しなくなり、極端に甘いものへの嗜好がなくなって精神的にも安定してきます。とりもなおさず、健康保持に役立つ食生活ですから、当然の帰結です。

小崎●タンパク質はもちろんのこと、毎日の食事は心を安定させるうえでも重要です。だからこそ、患者さんが日々応用できるような食事療法が求められますよね。

主食のお米を食べられなくなったら？

小崎●最近は、先ほど永田先生が仰った低アレルギー米なども開発されていますから、食事療法もそれほどつらくはないと聞きます。昔は、ジャガイモやサツマイモをご飯代わりにしたのですか？

永田◆そうです。30年前は、米が原因の患者さんには、主食は米の代わりにジャガイモ、サツマイモ、カボチャの3種類を順番に使ってもらいました。病院の管理栄養士も患者さんが飽きないようにと、主食の献立を工夫し、調理指導してサポートしました。

今は、ファンケル社製の「発芽玄米」や「発芽白米仕立て」など、発芽工程で米のタンパク質を20分の1まで分解した重宝な代替品を利用しています。これらは圧力鍋を使わず、市販の炊飯器で炊けるので便利です。普通の玄米と同様に食物繊維、ビタミンおよびミネラルが多く含まれていますので、一般の健康志向の方にも好評です。米のタンパク質で約2万単位と大きかった分子量は、約1千単位に分解されていますのでアトピーの治療に大きく貢献しています。

小崎◉アトピー治療のために開発されたわけではなくとも、代替品として条件がぴったりだったのですね。通常のお米に比べたら、やはり毎食利用するには値段は高いのでしょうか？

永田◈この製品は、北海道で低農薬栽培された特殊な品種の米を使って精製されており、でき上がった製品には農薬は含まれていませんので安心です。もともとは、健康志向の高い女性向けに開発されたのでしょう。普通の玄米が健康と美容に良いことはわかっているけれども、圧力釜で炊くのが難しいところを、玄米のタンパク成分を低分子にして手軽に炊飯器で炊けるように開発したのが特徴です。その貴重な製品を私たちは、アトピーの治療に役立たせてもらっています。

これらの発芽白米の値段は、普通米の約2倍です。代替品の金額としては入手しやすいほうではないでしょうか。これを長期間使い続けるわけではありません。数カ月後に湿疹がほぼ消失した段階で、昼の給食で普通米のご飯を試してみます。ご飯の日が週に3回ある場合は好都合です。湿疹の出現の程度を確認しながら、徐々に普通米を食べる回数を増やし、逆に悪化すれば減らします。まさに、すごろくゲームのルールに従って、うまくいけば前進（普通米の回数を増やす）して、逆に湿疹が再現すれば後退（普通米の回数を減らす）すればいいので、お母さんの観察眼で十分コントロールできます。

なかには、この発芽白米の味をお子さんが気に入ったので続けたい、家族の健康に良いので家族全員で食べている、という家庭もあります。

玄米が向いていない子どももいる

永田◆最近、食育に力を入れている幼稚園や保育園でも、給食に発芽米や玄米を採用しているところが増えているようです。玄米は上手に調理しても、消化能力がまだ低い幼児期には注意が必要です。

祖母が玄米菜食主義で、アトピーのお孫さんに玄米を食べさせていたそうですが、なかなか治らないケースがありました。

玄米菜食法は、現代医学では解決できない生活習慣病やガンなどの患者さんたちが実践しておられるようです。そこで効果があった場合に、ステロイド剤だけではなかなか解決しないアトピーの子どもにも試みられるのでしょう。そのお気持ちは十分理解できます。

確かに、玄米は白米に比べて、栄養素が豊富で食物繊維も多く含まれています。それとともに、タンパク質と脂質の含有量も高いのです。ですから、うまく活用できれば、白米より健康維持に役立つと思われます。

ところが、消化機能が未熟でよく噛めない年齢のお子さんが、米によるアトピーで悩んでいる場合、玄米のほうが白米よりはるかにリスクが高いといえるでしょう。このようなケースにも、ファンケル社製の「発芽玄米」と「発芽米白米仕立て」は、玄米の豊富な栄養分と低アレルギー性を兼ね備えており、アトピーの治療のためには貴重な食品です。

玄米の栄養分を利用する目的なら、ふたば幼稚園で実践されているように、幼児期でも消化しやすい3分づき米（胚芽を含む）を使い、押麦を混ぜるなど工夫できます。また、成長期には玄米菜食では、タンパク質が極端に不足しますので要注意です。

小崎●米ぬかも立派な油ですから、脂質は多いです。自然食がやたらと流行して、自分に合わないのに玄米菜食にこだわる人も多いようです。園児たちの給食に玄米というのは、消化能力から見てもさすがにまだ早過ぎると思いますよ。

ふたば幼稚園の給食のご飯は、無農薬米を3分づきにしたものです。5キロで2800円くらいします。押麦を混ぜて炊いているので、モチモチとした食感で最高です。大きなおひつに入れて教室に運び、みんなお代わりしてたくさん食べています。

第5章

子どもの主治医は、お母さん

現代のお母さん方の調理能力は、かなり低下している

小崎●「うちの子は偏食で困っています」と心配されるお母さんも多いですよね。これは、お母さんのもともとの食生活から少なからず影響を受けているとも思います。

離乳食は味覚形成にも影響しますから、段階を踏んでいろいろな食材に慣らしていく必要があります。ところが、現代は市販のベビーフードで済ませてしまう時代です。粉ミルクを卒業したら今度は瓶入りのベビーフードで、カレーやシチューやチーズ味に慣れさせてしまう。偏食になるのはやむを得ません。

永田◆核家族化も手伝ってか、今のお母さん方の料理への関心と調理能力はかなり低下しているようです。仕事が忙しく、調理している時間がないというだけの問題ではありませんね。

小崎●昔は、小・中・高と学校で家庭科の授業が結構ありました。「家政科」のある高校や大学もたくさんありました。今は5教科（国語・算数・理科・社会・英語）

に力が入り、プログラミング学習にまで及んでいます。生活に直結した勉強の時間がどんどん削られているのです。しかし、人の生きる術を教えることこそが教育ではないでしょうか。5教科だけを重視した〝偏差値教育〟が、世の中を大きく狂わせてしまった一つの要因だと私は思っています。

勉強が最優先だからと、子どもに家事を手伝わせない家庭も多いようです。調理能力の低下は、小さい頃から台所仕事を手伝ったり、野菜を育てたりという経験が圧倒的に少ないからです。昔は、おじいちゃん、おばあちゃんと裏の畑でキュウリやジャガイモを作ったりしたものですが、今は野菜も全部買うばかりでしょう。

永田◆確かに、そうした機会を失ってしまいました。また、残念なことに「蒸す」「煮る」という調理方法が家庭から消えつつあります。若い世代は、油を使った炒め物と揚げ物を好んで作る傾向が強いです。

小崎●お米でも、研いだ水を捨てる時にお米が流れないように手で押さえますよね。けれども今の若い方は、押さえないでそのまま勢いよく流すものだから、お米もザザーっと一緒に流れていくんですよ。そういう次元ですからね。基礎の基礎から再修得が必要ですね。

永田◆料理が好きで小さい頃からお手伝いをしている人と、全くしていない人との開きが大きいです。料理上手な人は、自分の得意な料理で子どもの病気が治せるなんて、こんな容易《たやす》いことはないと喜んで調理できるんです。でも、料理が苦手なお母さんにとっては、毎日3食のことですから、しんどいと感じてしまう。

「先生、食事療法はいつまで続けなくちゃいけないですか?」とよく尋ねられますが、自分の子どものためですから、日常的に実践できるようになってほしいのです。仕事を持って毎日忙しいお母さんもいますから、時間的にも労力的にも厳しいかしれませんが、それを基本としてほしいのです。

表情の乏しい子どもが増えている

小崎●国はもっと母親業を認めるべきだと思います。外に出て対価を得ることだけが仕事でしょうか。9つ=9歳（満8歳）までの子育てをきちんとやることも、国のための崇高な仕事だと私は思います。

昔の〝花嫁修業〟というシステムが存在しない今、「食」に関しては危機的レベルです。お金で買える便利なものが世の中に溢れていますが、人間を形成するうえで「食」が一番大事なはずです。自然だってそうです。春になったら芽を出し、若葉を出します。人間にだって育つ時期があるのです。小学生からでは遅い。6つ＝6歳（満5歳）までが勝負です。

最近は、気にかかる子どもたちが異常なほどに増えています。今、発達障がい児という言い方をやめて「気にかかる子ども」という呼び方に変えようという動きが高まっており、私もこの意見に賛成です。農薬や化学物質、溢れる食品添加物……、影響がとても気がかりでなりません。

ふたば幼稚園でも、気にかかるお子さんをたびたびお預かりしています。当園では2歳児教室を開催していて、お母さん方から子育ての相談を受けることも多いのですが、子育ての未熟さや家庭生活の乱れた状況を目の当たりにすることもよくあります。

少しの間もじっとしていられない、もう、キーキー、キャーキャー状態ですよ。このお子さんは入園するとさぞかし手がかかるだろうなと察しがつきますが、お母さんも子育てをどうしていいかわからない状態なんです。

そうした子どもさんには2歳からの幼稚園入園を促したりもします。すると入園して1カ月も経たないうちに、先生の声にはちゃんと反応するようになります。でも、親の言うことにはやっぱり反応しない。親のほうもどう対応していいのかわからず、あたふたしているか放任状態のどちらかで、まさに悪循環です。こういう子どもたちが、今はかなり増えているのだろうと心配しています。

永田◆昔は3世代同居が当たり前でしたし、地域住民同士のつながりも強かったのが、今は核家族化が進み、育児も孤立しがちですからね。

小崎●園として、子育てのあり方を保護者にさりげなく助言したり、サポートすることも今は私たちの大きな役目になっています。気にかかる子どもたちは、現在、把握できているだけで全国に64万人といわれています。ボーダーラインの存在を含めたら、相当な数になると思います。大規模な保育園・幼稚園では大集団の中で目立たず気づかれないまま成長していくケースが多いのではないかと感じています。小学校に入学してからやっと気づかれるケースや、大人になってからアスペルガー症候群と診断されるケースも多いと聞きます。

先日、当保育園の健康診断へ永田先生に来ていただきましたが、表情のないお子さんが何人かいました。こういう子どもたちも適切に子育てすると、1年で驚くほど表情豊かに変わります。

永田◆確かに、現代の子どもたちは表情が乏しくもあるし、また、喜怒哀楽を表すような機会そのものが減っているのだろうと思いますね。

戦後、社会も家庭も大きく変わったことで、口に入るものも、親と子の関わり方も劣化してしまったことは本当に残念です。ここでしっかりと反省し、すべてを取り戻していかなくてはいけません。

脳の発達やDNAに悪影響を及ぼさない食を

小崎●アトピーも花粉症も、食生活のひずみが引き起こした現代病です。「気にかかる子どもたち」も現代病の一種ではないかと私は思っています。幼児教育の現場に長年いますが、昔は何年かに一人と、稀に見られるくらいでした。ですが今では幼稚園でも小学校でも病名をつけられ、落ち着きがなく、静かに座っていられない子どもたちがとても多いです。

入学したばかりの1年生で、集団行動がとれない、授業中も席に座っていられない、話を聞かないなどの状態が数カ月も継続する「小一プロブレム」は全国で深刻な問題となっています。ある統計では、小学生の30%がじっと座っていられないとも報告されています。小学校の教諭が気の毒でなりません。

しかし、こういった現状は保護者や子どもたちに何の責任もありません。知らず知らずのうちに、日々口にしている食品やその食品に含まれる添加物・農薬の影響がとても大きいと私は考えています。

東京都神経科学総合研究所の黒田洋一郎先生は、農薬のネオニコチノイド系（猛毒のニコチンに似た化学構造の殺虫剤）は浸透性が高いため、人間の脳に深刻な影響を及ぼすと仰っています。さらに、ベストセラーとなった『食品の裏側―みんな大好きな食品添加物』（東洋経済新報社）などの著書で有名な安部司氏も、同じくご自分の経験を通して添加物の恐ろしさを警告しておられます。

母乳を与えるお母さんが、添加物や農薬に害された食品を摂取すると、赤ちゃんにも届くわけです。胎児の時はお母さんとへその緒でつながっています。胎児が最初に腸から発達するのも、お母さんが食べたものを、へその緒でしっかりと運ぶための大事な命綱だからです。特に第一子には、お母さんが持っている悪いものがそのまま出やすいとも聞きます。

昭和43年に、米ぬか油に含まれた猛毒のダイオキシンによる食中毒が原因の、カネミ油症事件がありました。当時、その米ぬか油を摂取していた妊婦さんから黒い赤ちゃんが生まれ、「コーラベビー」などと呼ばれてニュースになりました。母体にはほとんど影響がなかったけれど、お母さんが食べたものが赤ちゃんに影響を及ぼすということが悲しい形で証明された事件でした。

そういうことを私たちはしっかりと認識しておかなくてはいけないと思います。そして食生活だけではなくて、子どもがぐずるとすぐにスマートフォンを渡したりするでしょう！　小さい画面の中で動画やゲームを見て、一瞬おとなしくなるんです。ベビーカーに乗っている子どもが、スマートフォンが欲しくて手を伸ばしていますよ。あれこそ危険です。〝ゲーム脳〟になってしまいますよね。

今の子どもたちは、「遊んで・食べて・眠る」この三つが欠けています。だから、私は「幼稚園や保育園は自然の中でいっぱい遊べる環境がある、一流の田舎にあるべし」と言っているんですよ。

しっかり寝る子は、アトピーも治りやすい

永田◆私は食事で健康になると言いましたけど、病気になっている人たちは食事だけの問題ではなくて、睡眠時間が少ない、外遊びが少ないなど、規則正しい生活をしていないということも大きな要因と考えています。

幼児期の場合には、毎日2時間くらい積極的に外遊びをして、食べて、寝るというサイクルが大事です。太陽の下で元気に体を動かして、早寝・早起きをする、その次に食事が大切です。心身ともに爽やかに、積極的に遊んで、昼寝してという具合に、生活にメリハリがつくので、子どもが熟睡している間にお母さんも家事がしやすくなります。

小崎●昔から「寝る子は育つ」といわれます。夜、寝ている間に脳は活発に細胞分裂をして成長するそうです。しかも、暗い中で脳細胞は生成されるといわれています。日中しっかりと遊ばせ、夜は早めにぐっすりと睡眠をとる日々の繰り返しが、子どもの健全な心身の発達を促すことにつながるのです。

永田◆たとえば肺炎になったとします。治療後に熟睡できている時と、苦しくて眠れない時とでは、どちらが早く回復するでしょうか。皮膚炎の治療の際も、睡眠はとても大切です。

アトピーは熟睡するほど早期に改善されます。小児期なら熟睡できる環境を準備してあげることは容易です。しかし、思春期や成人においては、ストレスも加わって熟睡を妨げる要因が増えてきます。そのために、子どものほうが治りやすく、成人は治りにくいのはやむを得ないことです。

先の「噴き出し現象」の項（P45）でも述べましたが、子どもと成人では皮膚の再生周期も大きく違います。乳児の皮膚の再生周期は成人よりおよそ4倍も早く、学童期で成人より2倍早くなります。ただし熟睡できた場合に限ります。

小崎●評判の皮膚科を転々としても、ステロイド剤が強くなる一方で根本的な解決に至らないのは、結局は食事と睡眠がうまく機能していないからなのですね。

永田◆痒みが強いために夜間の睡眠障害を伴っている期間は、皆さん和食療法を徹底して実践されます。なかには、集団給食をやめてお弁当を持参するケースもあります。だいたい1〜2カ月でアトピーが軽快します。初診時に比べて皮疹が50％以上消失して眠れるようになってからは、ご家庭によって取り組み方も期間もまちまちです。

〈例1〉淡々と和食療法を続けられるケース
〈例2〉自宅では維持できるが、給食だけはみんなと同じものを食べたいケース
〈例3〉患児の好き嫌いで、魚や野菜を嫌って食べないケース
〈例4〉お父さんが和食療法を理解されない場合、お父さん用に洋風食メニューを出すと患児はそちらを欲しがり、お母さんが板挟みになって長続きしないケース

そこで、皮疹が全く消失してステロイド外用剤が不要となった時点を仮のゴールとします。当然、**〈例1〉**が最も早くゴールインします。次に**〈例2〉**がゴールします。**〈例3〉**と**〈例4〉**は、なかなかゴールに辿り着きません。その間、ステロイド外用剤に頼る機会が増えることになります。ステロイドは5段階あるうちの2番目に弱いクラスⅣ、または最も弱いクラスⅤと、軽いレベルで済みはしますが……。

最終ゴールは、親子での〝自己管理〟

永田◆和食療法で皮疹が消失し、ステロイド外用剤が不要になったとしても、それで治癒したと断定できません。ここまでの成果は、まじめに食事療法を実践されたからです。

次の段階は、自宅では調理に負担のないレベルまで制限を緩める、給食では摂取できる範囲を80％以上に戻すなど、症例に応じてゆっくり時間をかけてアトピーが再発しない範囲で元の食生活に戻していきます。

この時点で、自宅でほぼ自己管理ができるようになります。途中で、やむを得ず食べ過ぎて翌日に皮疹が再現したとしても、それは想定内ですし、手持ちの外用薬で楽に凌げるからです。ここが、真の食物アレルギーとは異なるところです。食物アレルギーでアナフィラキシーを誘発する例では、失敗は許されません。

最終ゴールは、親子で十分に自己管理ができるレベルです。その時点に達すると「アトピーは解決した」と判定されます。「治った、治癒した」と言えないのが残念です。なぜなら、気を緩めて洋風食に戻して、植物油の過剰摂取が続くと、容易にアトピーは再発するからです。

小崎●ふたば幼稚園では、初期のアトピーが悪化しないように、また、あらゆる病気を寄せつけない健康な体づくりのために、新入園児のお母さん方には、必ず私の「食育講話」を母親研修として受けていただくことにしています。

入園当初は食育に関心のないお母さんも、お子さんのために少しずつ和食献立に慣れて生活に組み込んでいらっしゃいます。ですからお母さん方もだんだんと知識を深められ、お子さんの体調の変化を感じながら、日常的に食事でサポートしておられます。

永田◆要するに、食べ過ぎて処理できなかった余分な〝お荷物〟がいろいろトラブルを起こしているのですから、運動量を増やして完全に燃焼させることも、早期解決の重要なポイントになります。毎日、思いきり体を動かしているふたば幼稚園の園児たちは、まさにお手本です。

“残さず食べなさい”はダメ！　個人差を考えた食生活を

永田◆「食べ物が喉につかえて食べられない、お腹も痛い」と訴えて7歳・男児が受診されました。突然発症したとのことで、小児外科で食道および胃透視検査が行われましたが、（解剖学的に）通過障害を引き起こすような所見は全く見られません。そこで、私のところへ紹介されました。この訴えは、「食事を拒否して激しく抵抗している姿」と判断して食事調査をすると、油を使った肉料理が毎日続き、ついに食べられなくなったことが判明しました。しつけに厳格な父親は「好き嫌いはダメだ！」「出されたものは残さず全部食べなさい！」と強制していたそうです。父親に叱られて何とか食べていたのでしょうが、ついに身体が悲鳴を上げて、先のような訴えになったのです。

本人の好みは、「和食系であっさりしたものが好き」ということでした。そこで入院してもらい、経過を観察しました。2日間絶食とし、点滴注射で過ごし、食欲が出てきた頃にお粥から始め、次第に和食メニューで回復していきました。両親も、お子さんが和食体質だと初めて理解され、食生活には個人差があることに改めて気づかれたのです。学校給食も揚げ物や肉料理が多かったため、しばらくは弁当を持参することになりました。

もしも、このお子さんの和食体質に気づかなかったらどうなっていたでしょうか。おそらくは、心身症として扱われ、心理療法が始まったことでしょう。消化機能が発達途上の子どもたちは、高タンパク・高脂質の食事が続くと耐えられなくなって、このように拒否反応を示すことがあるのです。

成長期であっても、和食体質のお子さんには、和食メニューの量を増やす方法で十分補えます。おばあちゃんたちは、「しっかり食べなさい」「早く大きくなりなさい」と盛りだくさんのご馳走を準備して、お孫さんがよく食べてくれるととても喜ばれますよね。でも、なかには、食べ過ぎてまずいこともあるのです。

小崎●昔の家庭での食事と、台所の知恵を取り戻しましょう。ご飯と味噌汁、梅干し、納豆、漬物ですよ。発酵食品は天然の抗生物質といわれていますからね。

先人たちが連綿と守り続けてきた伝統和食こそが、子どもたちの育ちや私たち日本人の体に合ったふさわしい食事のあり方なのですから、といつもお母さん方にはお話ししています。

ふたば幼稚園の給食は、肉、卵、乳製品、白砂糖を一切使いません。それで栄養不足かといえば、そんなことありませんよ。季節の野菜と魚介類、海藻類、大豆食品、乾物類で、必要な栄養をきちんと摂取しています。

成長の節目、物事のけじめをおろそかにしない

小崎●平成28年度から保育園を運営するようになって驚いたことがあります。3月半ばに行われた保育園の卒園式の時のこと。これまでの保育園生活は今日で終わりですよ、今日でみんなは保育園とはさようならですよ、今度は小学生になるんですよ、という意味を持った新たな旅立ちを祝う式のはずが、翌日からも今までと同じように保育園に登園してくるのです。これでは人生最初の節目が全くわからないまま小学一年生になってしまう訳です。

当法人が運営している志賀島保育園では、そういったことも保護者にお伝えし、卒園後の家庭保育をお願いしたところ、約半数の家庭が理解を示され、お里のおばあちゃんに預けられたりしながら受け入れてくださいました。

永田◆保育園では夫婦共働き世帯が多いでしょうから、卒園式以降も保育園に通う子は多いでしょうね。確かに年度が変わった途端に学童クラブに通い始め、その数日後に入学式が行われるのでは、三つの拠点が目まぐるしく変わるし、先生もお友達もそれぞれに異なるでしょうから、子どもにとっては節目どころじゃありませんね。

小崎●大人たちも節目がなくなっているように思います。植物は季節で芽を出し、花を咲かせます。ふたば幼稚園では、節目である○○式といった行事をとても大事にしていて、子どもたちにも「今日は終園式です。ほしぐみ（3歳児）さんのお勉強は、今日で終わりですよ。そして4月から一つ、お兄ちゃん・お姉ちゃんになりますよ、新しく始まる日が始園式ですよ」とお話ししています。

もちろんお母さん方にも、「式」がつく日は子どもたちにとって大事な節目の時ですから、ちゃんと白いソックスで、きちんと制服を着て、という〝身だしなみ〟の大切さや、足は（床に）ぺったん、背中はピン、手はおひざ、といった〝お行儀〟が大事ですよとお話ししています。小さい頃から特別な日の意味を服装やお行儀・身だしなみで教えています。これこそが本物の教育なのではないかと私は思っています。

子どもに必要なのは、ママとの会話とワクワクする遊びの時間

小崎●子どもたちにとって、食事こそが基礎になる柱だと思います。体に良いものを食べていれば健康な体ができますから、体力をいっぱい使ってたくましく育ちます。ふたば幼稚園の園児たちは、草スキー、磯遊びと、気候のいい時期はほとんど園にいないくらいです。

私は生まれも育ちも志賀島なので、子どもの頃から毎日ワクワクしていました。今、ふたば幼稚園の子どもたちがどれだけワクワクしているだろうかと思いながら、私も一緒になって遊んでいるんです。近頃の子どもたちは表情に乏しいといわれますが、うちの園児たちは表情も豊かです。

永田◆表情に乏しい子どもたちの背景には、家庭で会話がないとか、会話を必要としない電子映像メディアの影響が大きいと思います。

小崎●家族で外食していても、それぞれにスマートフォンを触ってばかりいます。「今日は楽しく食事に来たんでしょうに。何のための家族の食事会ですか?」と割り込んで行って聞きたくなるくらいです。

永田先生が仰るように、同じ家の中でも会話がないのだろうと想像がつきます。家族の関わり方、電子メディアやネット社会との線引きを考えなくてはいけませんよ。

永田◆現代のお母さん方は疲れ切っているのでしょう。自分も昼間は勤めに出て、家庭では家族の世話をして、時間と心に余裕が持てなくなっています。昔のように〝専業主婦〟中心の時代とは違い、共働きが当たり前になっている世の中です。ママ友相手にLINEでメッセージを送り合ったり、関心のある情報を眺めたりする程度しか、自分のための世界がないのかもしれません。

子どもにも何かしらの端末を与えておけば、自分もスマートフォンの世界に没頭できますから、近頃の子どもは早くから自分専用のスマートフォンやタブレットを常用しています。

小崎●かつて、キューバのカストロ議長が、独裁者でありながらどうしてあれだけ国民から愛されたのかといえば、医療と教育が無料だったからだと思います。子どもを何人産んでも心配がない。そして病気をしても心配がない。日本で少子化が深刻なのは、病気をしたらどうしよう、教育費にお金がかかる、そんな心配を抱えているから若い人たちは子どもを産む覚悟ができません。

子どもたちの低体温症が増えているのも、乳がん患者が増えているのも、乳製品の摂り過ぎが原因の一つだと有力視されているけれど、それを公言するとそのメーカーへの影響が深刻だから言えないだけのことで、すべて経済優先で世の中が進んでいるということが問題ですよ。ここに物申していかないと、この国が潰れそうで怖いです。

子どもたちは「未来」そのものです。この国を担っていく大事な存在なのに、残念なことに乳幼児期から壊れている、そんな子がいっぱいいます。

サービス業化しすぎた保育園や幼稚園

小崎●今の保育園・幼稚園はサービス業化していますよね。マンションの前に送迎バスを停めますよ、給食は毎日出しますよ、夏休みも冬休みも夜7時・8時までお預かりしますよ、などと親の都合しか考えていません。

子どもたちには自ら〝子育ち〟をする権利があるのです。永田先生のお話を聞いていても、母乳がおいしくなかったら、しかめっ面をしてアピールしています。しっかりとした意志を持っているのに、社会や家庭や親がその芽を摘んでしまっているような気がしてなりません。もっと子どもたちの育ちの権利を保障してあげることが重要です。

このことは、保育園を運営するようになって余計に感じるようになりました。保育園には夜の7〜8時までお迎えを待って居残りする子どもたちもいます。午後のおやつだけではその時間まで持ちませんから、軽食をあげなくてはいけないのですが、その軽食は、当園が運営するまでは、牛乳と市販のパンやビスケットというものでした。そのおやつまがいの軽食を、うちの保育園では梅干しを入れたおむすびに切り替えました。

お迎えに来たお母さんが「先生、ご飯を食べさせてくれているんですね！　助かります」と言ってとても喜ばれました。そりゃ、そうですよ。8時にお迎えに来られて、そのあと帰ってご飯の支度をするまで子どもさんが待っていられますか。子どもさんは眠くてたまりませんよ。お迎え前の軽食は子どもたちにとっては夕食になりますから、ご飯をしっかりと食べさせたいんです。

他園でも、当園のようなおむすびを食べさせているところがあります。もちろん、そこではお昼の給食も当園と同じく、カロリーベースの給食ではなく和食メニューを基本とした独自メニューを提供しています。

安全衛生管理の行政指導は本当に子どもたちのためになっているのか

小崎●保育園を運営し始めて、もう一つ驚いたことがあります。塩素系消毒剤の次亜塩素酸ナトリウムの使い方です。野菜も果物も次亜塩素酸ナトリウムを溶かした水に浸して消毒しなくてはいけないなんて、どうかしています。子どもの体に次亜塩素酸ナトリウムが蓄積してしまいますよ。
子どもの命や健康を考えての行政指導とは到底考えられません。適正な濃度として算出されたかもしれませんが、毎日積み重ねることによって小さな子どもたちの体に蓄積されていきます。単に自分たちの保身のための行政指導としか私には思えません。

永田◆O157の被害が出てから、給食調理に対する国の規制が余計に厳しくなりましたからね。

小崎●流水でしっかりと洗浄したいので、浄水器を設置したい旨を伝えたら、「福岡市の水道水は安全だから浄水器は必要ない」と担当者から返されました。では、どれだけ安全か、どうやって確認したらいいのかを尋ねたら、「目視でいいです」と言われました。そんなルーズな反応ですよ。こんないい加減な対応をされたら、次亜塩素酸ナトリウムの濃度についてだって信用なりません。

また、市の管理栄養課の職員の方は、「スキムミルクは毎日必ず飲ませてください。これはアメリカから輸入された、とても栄養価の高い食品ですから」と、指導する人が不健康に太っていらして、それも説得力に欠けると内心思いました。

行政を頼りにしていては、子どもたちの命を守れない

小崎●市主催で行われている給食に携わる職員に向けた研修会の内容を見ても、あまり役に立つものはありません。それよりも先人たちが守り続けてこられた知恵に、

いっぱい大切なものが詰まっています。ご近所のおじいちゃん、おばあちゃんのほうが、よっぽど素晴らしい感覚を持っていらっしゃいます。

行政を頼りにしていては子どもたちの命や健康は守れない、独自でやっていくしかないと私は思っています。行政の言いなりになっていれば楽ですよ、市から提供される給食献立もありますから。でも、その内容は月に2回同じメニューが繰り返され、カロリー過多の状態になっています。

永田◆それはプロの仕事ではないですね。季節ごとの豊富な野菜や魚を使って、子どもたちが好き嫌いなく食べられるように、少し工夫すればいくらでもメニューのバリエーションは広がるはずです。

小崎●管理栄養士の資格を持った人はカロリーと栄養素ばかりを重視しますので、和食献立には参考になりません。こんな献立を作っていいのですか？と、がっかりしてしまうのですが、うちの保育園では、市から提供された給食献立のスープは、すべて味噌汁に切り替えました。

3月の保護者会終了後でしたが、あるお母さんが、「今年はインフルエンザがあまり流行りませんでしたね」と言われましたよ。インフルエンザに負けない給食と園生活にこだわりを持って実施していることに気づいてくださいました。

食を正せば、すべてが良い方向へジグソーパズルのようにハマっていきます。それなのに、お母さん方の料理の知識と腕が及んでいないのは、とても残念なことです。和食はそんなに難しいことではありません。ご飯と味噌汁さえできれば、あとは追々、応用できるようになります。

乳児は肌を離すな、幼児は手を離すな！

小崎●私は保育園と幼稚園の両方に携わっておりますので、子育てや子育ちのあり方の違いがよくわかります。環境が違えば、こうも子育ち・子育てのあり方、また親の子育てに対する意識や考え方が違うのかということを痛切に感じています。

子育ての基本は何といっても家庭にあります。いかに親が我が子と向き合い、充実した家庭生活、つまり食生活が安定しているか否かで情緒の育ちにも大きな違いが出てきます。国は外で働く親ばかりを応援し、手厚い保護や支援を行いますが、家庭における生活がいかに大切であるかというところにもっと目を向け、家庭生活の重要性を打ち出すべきだと思います。

　また、私は幼稚園と保育園の親の感覚のズレに直面しています。同時に、国の未来への不安を感じています。子育て世代の将来への安心感をもっと保証する政策が必要だと感じます。「食育が大事」「温かいものを作って食べさせましょう」「バランスの良い食事を」と言いますが、朝から晩まで働き、食事の準備もままならない親がどうして健やかな子どもの育ちを保障してあげることができましょう。

　親御さんも話せばわかる、心を砕けば子どもへの愛情も湧く、そういった事例も我が園で多く見られます。モンスターペアレンツらしき保護者もだんだんと変わってきます。保育園の園長を兼務するようになって、親御さんはただ子育てを知らないだけだということを、今つくづくと感じています。そして、予想していたとおり、親も子どもも関わり方次第で変わってくるということも実感しています。子育てに直面するまで「親業」を教わる機会に恵まれなかっただけなのです。

　敗戦から高度経済成長期を生きてきた世代の夫婦の子どもが今、親となり、都市化・情報化・核家族化の中でさまよい、さらなる経済至上主義の社会で物質の豊かさだけが優先され、大切なものを見失ってきてしまったツケがこのような形で回ってきているのではないでしょうか。

家庭生活の支援や応援こそがもっと大事にされなければなりません。せめて、「三つ子の魂百まで」と昔の人が重んじた時期までは、「乳児は肌を離すな、幼児は手を離すな！」の精神がとても大事です。

子育て世代の親の役目や立場をもっと尊重し、子どもたちに温かい食事を提供してあげられる環境作りを国はすぐにでも検討し、実行すべきだと思います。

「国家百年の大計は教育にあり」

親も子どもも教育次第でこの国の未来が大きく変わります。国も食育が大事だと掲げるならば、そういった環境をしっかりと整えてあげるべきだと考えます。

子どもにとって最良の主治医はお母さんです

永田◆私は長年、臨床医としてたくさんのお子さんを診てきました。専門は小児科ですが、アレルギー疾患が大半を占め、その原因は高タンパク・高脂質の食事だとわかり、食事療法に踏み切りました。けれども、高タンパク・高脂質の食事が原因だということを学会で認めてもらえるだけの研究データもなければ、「小児科医が皮膚科の領域でわかったようなことを言って」と、批判を受けながらも独自でやってきました。

しかしながら、これまでの臨床経験から、どんなに素晴らしい薬が発明されようとも、食事療法なしで真の健康は取り戻せません。

臨床医では究明できない問題は、脂質栄養学の奥山治美先生や、免疫学の安保徹先生をはじめとする専門家の研究成果により徐々に解明されてきました。臨床医の務めは、病気の原因を多方面から想定し、専門家の研究成果を参考にしながら診療科や学会の枠を超えて、しかも鋭い洞察力をもって、患者さん一人ひとりを診ていくことだと思っています。

そして食事療法を実際に実践できるのは、家庭の台所を預かるお母さん方です。私はいつも診察室で「お母さんが、主治医ですよ」と声掛けをしています。

小崎園長のお話を常に聞かれているふたば幼稚園のお母さん方は、皆さん、きっと立派な主治医になっておられると思います。

小崎●はい、ふたば幼稚園のお母さん方は優秀ですよ。年に一度、1週間の食事調査を福岡女子大学と共同で行っていますが、手作りの和食を実践していて、しかも素晴らしい食事内容です。入園してすぐは、びっくりされたり困惑されたりする様子も見られますが、お子さんが楽しそうに園での給食や調理実習のことを家庭で話してくれることで、家族の皆さんが食の大切さに気づかれるようです。

これからも子どもたちのために、歴史と自然が豊かな志賀島で、お母さん方とともに頑張っていこうと思います。「食育」こそが〝人育ての基本〟であり、〝国作りの基礎〟であることを心に置きながら。

おわりに

1歳を過ぎると、外遊びの醍醐味を体験した子どもたちは、毎朝玄関で靴を持ってママに外出をせがむようになります。そして、一旦外で遊び始めると、数時間経っても帰ろうとしません。ママのほうが疲れて、子どもに「そろそろ帰ろうよ」と哀願するようになります。成長期の子どもはエネルギーがあり余っているからです。

外でエネルギーを十分に発散できた子どもは、家に帰ってからも、よく食べて昼寝ができ、メリハリのあるリズムでご機嫌良く過ごすことができます。また、好き嫌いもなくなります。つまり、とても楽しい育児環境の中で、〝良循環の習慣〟が形成されます。一方、雨の日や外遊びができなかった日には、逆に〝悪循環〟に陥り、手を焼かれることが多いでしょう。外遊びの大切さがよくわかりますね。これに、和食と睡眠が揃えば「鬼に金棒」です。この幼児期は、将来80〜90年後まで健康寿命を維持するために必要な基礎体力を構築する重要な時期でもあります。

子どもの成長を助け、健康を維持し生命を守るために多くのホルモンが働いています。すべてのホルモンが、太陽のリズム（＝自然の摂理）に呼応して分泌されていることがわかってきました。それは、成人でも同様です。ですから、健康維持のためには早寝早起きのメリットがとても大きくなります。

一部に紫外線の弊害が強調されていますが、黄色人種である日本人は、白人に比べて紫外線に対する抵抗力はかなり強いので、皮膚ガンの発生率は極めて少ないそうです（免疫学者の安保徹先生）。成長期の子どもにとって、日光から受ける恩恵は紫外線の被害を遥かに凌駕しています。紫外線対策は帽子や被服で工夫して、日光の下で元気に遊ぶことが大事です。

本書では、摂り過ぎて燃焼しきれない余分なものを〝お荷物〟と表現していますが、東洋医学ではこれを〝痰湿《たんしつ》〟と呼んでいます。この〝痰湿〟が、皮膚系へ排出された場合に、乳児湿疹やアトピー性皮膚炎、じん麻疹などとして現れます。また、呼吸器系の気道（鼻・副鼻腔や気道）に排出されると、アレルギー性鼻・副鼻腔炎、気管支炎が長引く・繰り返す、気管支ぜんそくなどとして現れます。さらに、よく発熱する（易感染性）にもつながります。このタイプを〝排出型〟と呼んでいます。

なお、この痰湿は一種の燃料として活用できるので、運動量を増やして十分に消費すればこれらのトラブルから免れることができます。ですから、体力がつき運動量が増えると、自ずとこれらの病気が軽快・治癒していくわけです。

一方で、これらの〝痰湿〟を外へ排出せずに、体内に溜め込むタイプ（〝蓄積型〟と呼ぶ）があります。まず、肥満に始まり、体内のある臓器に痰湿が溜まり、その機能が低下して初めて病気として現れます。

端的にいうと、肝臓に溜まると〝脂肪肝〟、膵臓に溜まると〝糖尿病〟、動脈に溜まると〝動脈硬化症〟から〝心筋梗塞や脳梗塞〟など致命的な病気へ進展します。関節に溜まると〝痛風〟などの病気がドミノ倒しのように次々に進展していきます。これらは、〝メタボリックシンドローム〟や〝生活習慣病〟といわれています。

一旦、これらの生活習慣病が出現した場合、過食をやめて適切な食生活を実践しない限り、薬物療法だけでは根本的に解決できないでしょう。

ところが、和食中心の食事は、これら生活習慣病の治療と予防に大きく役立つことがわかってきました。さらには、これはガンや認知症にも共通しているともいわれています。

このように、人が過食に対してどのように反応するかで、大きく排出型と蓄積型の二つに分けてみました。これらのタイプはどこが違うのでしょうか。

防衛反応が敏感なタイプが初期に排出型で、そうでないタイプが後期に蓄積型で現れると解釈できます。乳幼児は、成人に比べてより敏感ですので排出型で表現しやすいことになります。従って、乳幼児に皮膚系と呼吸器系の、俗にアレルギー疾患といわれる病気が多発することになります。一方、成人には生活習慣病が多発することになります。

さて、排出型と蓄積型のどちらが長生きできるでしょうか。現代病といわれるアレルギー疾患ならびに生活習慣病が、どうしてかくも多発して、薬物療法では解決できない理由が理解していただけたと思います。

以前から、私はアトピー性皮膚炎の子どもさんの食事療法をお願いする際、できるだけ〝家族そろって実践してもらう〟ことを重要視してきました。和食療法が子どもさんの治療に役立ち、そして成人期の生活習慣病を防ぎ、さらに家族全員の健康管理にも役立つからです。ここでは、お母さんは子どもさんの主治医になるだけではなく、家族全員の主治医として立派に貢献できるわけです。言うなれば治療医学のレベルを超えて、予防医学のレベルに達しているのです。治療医学は医師にしかできませんが、一方で予防医学は医師ではなくお母様（保護者）にしか実践できないのです。

「はじめに」にも述べましたが、食事・運動・睡眠の三つの基本条件は、生涯を通して健康に生きるために必要な条件です。成長期の子どもたちだけでなく、成人期のメタボリック症候群や生活習慣病、さらに老人期の認知症や抗老齢医学などの対策としても共通しています。小学生以降は、この三条件に集中できる目標（＝生きがいになる目標）を加え、ストレス解消策を具備すれば、さらに健康寿命が延びることでしょう。

本書が、お母様（保護者）が立派に主治医役を務められ、健康で明るい家庭を築かれる際の一助となれば大変うれしいです。

永田　良隆

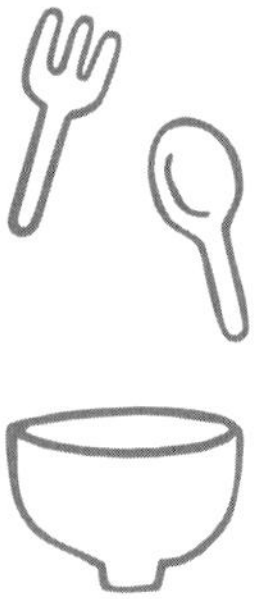

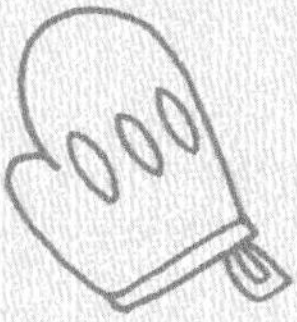

ふたば幼稚園の
給食室直伝レシピ

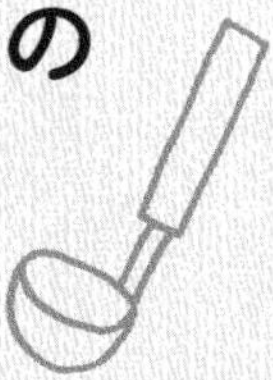

弊社ウェブサイトにて詳しくご紹介しております。

ふたば幼稚園の給食　検索

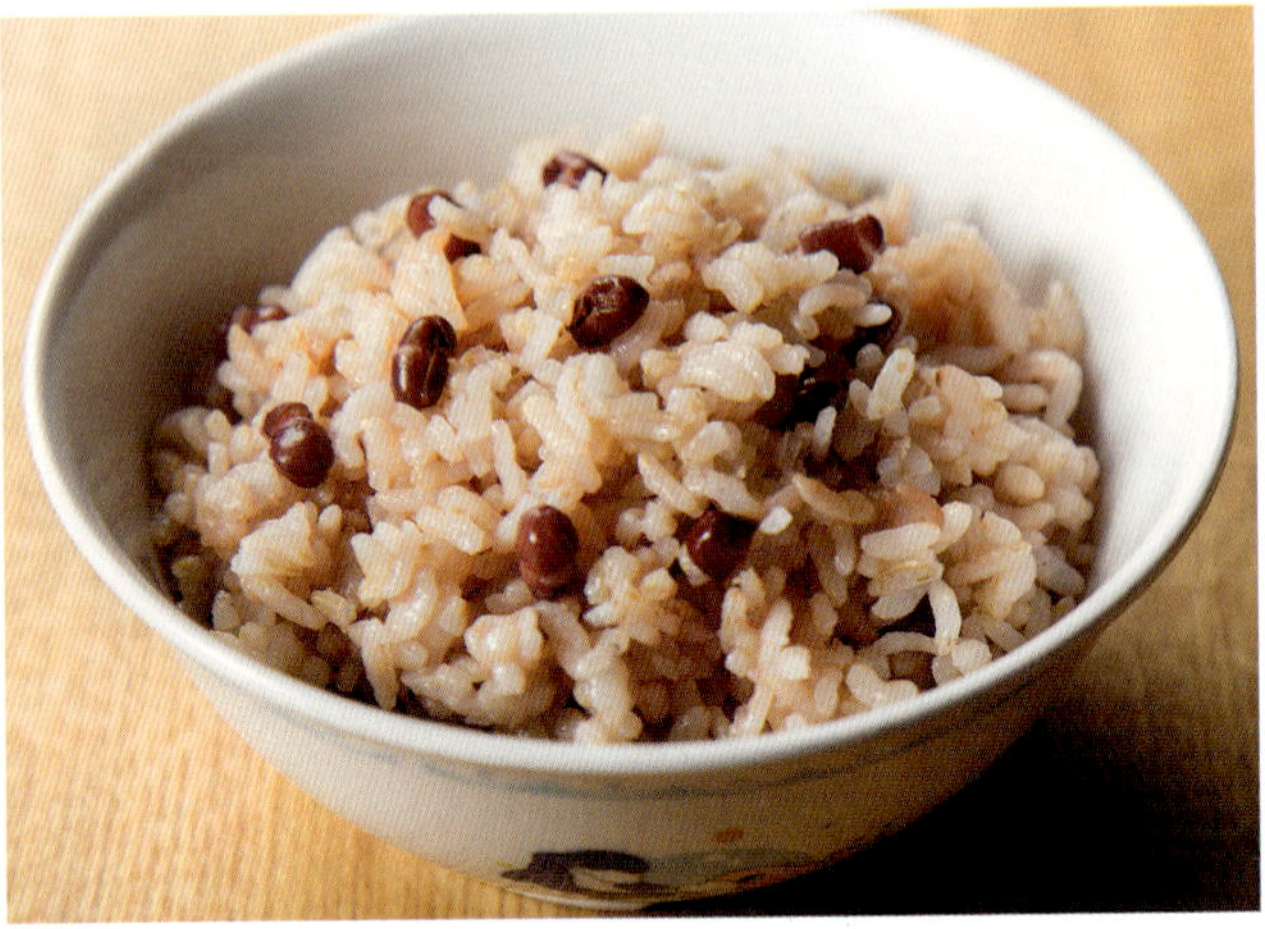

小豆ご飯

材料（5人分）

3分づき米……3合
押し麦……大さじ1〜2
小豆（お好みで）……大さじ1〜2
水……540〜600cc
ごま塩……適量

作り方

❶3分づき米を洗い、1時間ほど水に浸けてザルに上げる。
❷鍋に洗った小豆と、かぶる程度の水を入れ、少し固さが残るくらいに茹でる。
❸釜にお米を入れ、冷ました小豆の茹で汁と水を合わせて3合炊きの水加減に調節し、小豆を加えて炊飯する。
❹炊き上がったら軽く混ぜ合わせ、器によそい、ごま塩をかけていただく。

POINT

新月と満月には小豆で食養生を。
季節ごとに体に必要な栄養をとって
心身を養います。

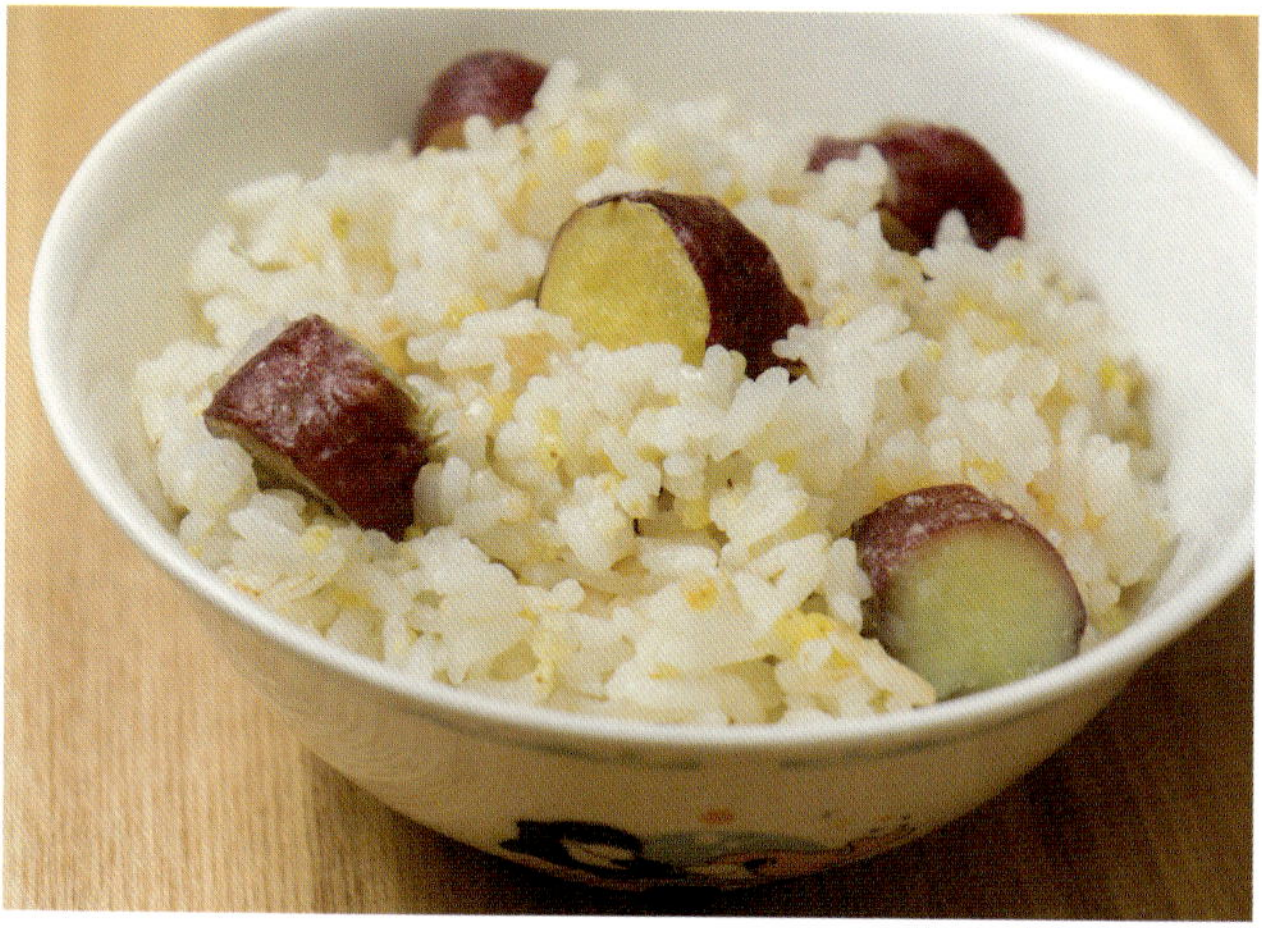

さつま芋ともちきびのご飯

材料（5人分）

3分づき米……3合
もちきび……大さじ2
さつま芋……400g
Ⓐ
塩……小さじ1弱
酒……少々
水……570〜600cc

作り方

❶3分づき米を洗い、1時間ほど水に浸けてザルに上げる。もちきびは洗っておく。
❷さつま芋は輪切りに、太めの場合には半分に切る。
❸①と②、Ⓐを合わせて炊飯する。
❹炊き上がったら蒸らして軽く混ぜる。

POINT

子どもたちが収穫したお芋を
自然の恵みに感謝していただきます。
おかわりの大行列ができました。

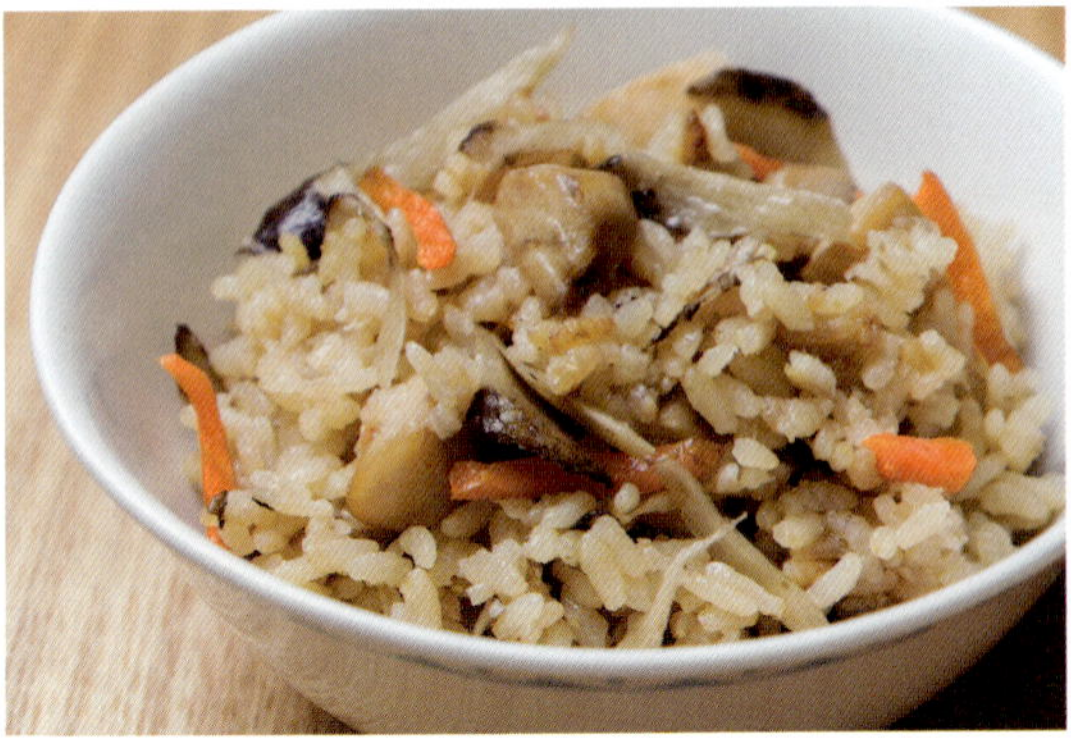

鰆《さわら》ご飯

材料（5人分）

3分づき米……3合
鰆……120g
ごぼう……60g
人参……25g
酒……50cc
甜菜糖……少々
薄口醤油……35cc
出汁（いりこ、昆布）……適量

作り方

❶3分づき米を洗い、ザルに上げておく。
❷鰆は一口大に切る。ごぼうはささがきに、人参は細切りにする。
❸分量の酒を鍋で煮立て、鰆を入れて表面にさっと火が通ったら甜菜糖と薄口醤油を加える。ひと煮したら火を止めてザルに上げ、煮汁と分けておく。
❹釜にお米を入れ、③の煮汁に出汁を合わせて3合炊きの水加減に調節し、30〜40分浸水する。
❺お米の上に、鰆→ごぼう→人参の順にのせて炊飯する。
❻炊き上がったら軽く混ぜてほぐし、器によそう。

POINT

九州では
「寒鰆」と呼ばれて
秋から冬に旬を迎える鰆。
毎年、鰆ご飯の献立で
冬の訪れを告げます。
旬の魚介でアレンジもOK！

具だくさんピラフ

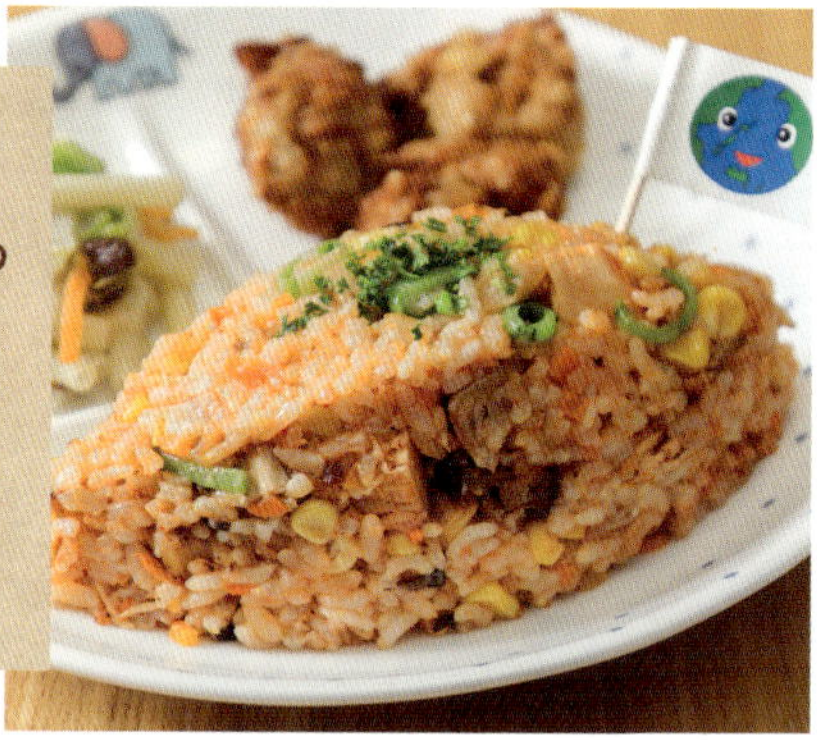

POINT

お祝いやお楽しみのイベントなどにはお子様ランチ風に演出してみましょう！

材料（5人分）

3分づき米……3合
玉ねぎ（粗みじん）……大・1個
人参（粗みじん）……中・½本
にんにく（みじん切り）……1かけ
しめじ（ほぐす）……80g
Ⓐ
とうもろこし
（缶詰・湯通しする）……80g
ツナ缶（水けをきる）
……140g
スナップエンドウ
（茹でて小口切り）……5本
パセリ（みじん切り）……適量
野菜ブイヨン……5g×2袋
水……540cc
トマトピューレ……100g
ローリエ……1枚
塩……小さじ¼
こしょう……少々
菜種油……適量

作り方

❶3分づき米を洗い、分量の水で溶いた野菜ブイヨンのスープに40分〜1時間浸ける。（野菜ブイヨンは少量の熱湯で溶き、熱湯分を差し引いた分量の水で割る）

❷フライパンに菜種油とにんにくを入れて熱し、にんにくの香りがしてきたら玉ねぎを加えて炒め、塩少々（分量外）を振ってさらに炒める。人参を加えて炒めたら、ボウルに移す。

❸①にトマトピューレと塩を混ぜ合わせ、しめじ、ローリエを入れて炊飯する。

❹炊き上がったご飯とⒶを②のボウルに混ぜ合わせる。器に盛りつけ、パセリを飾る。

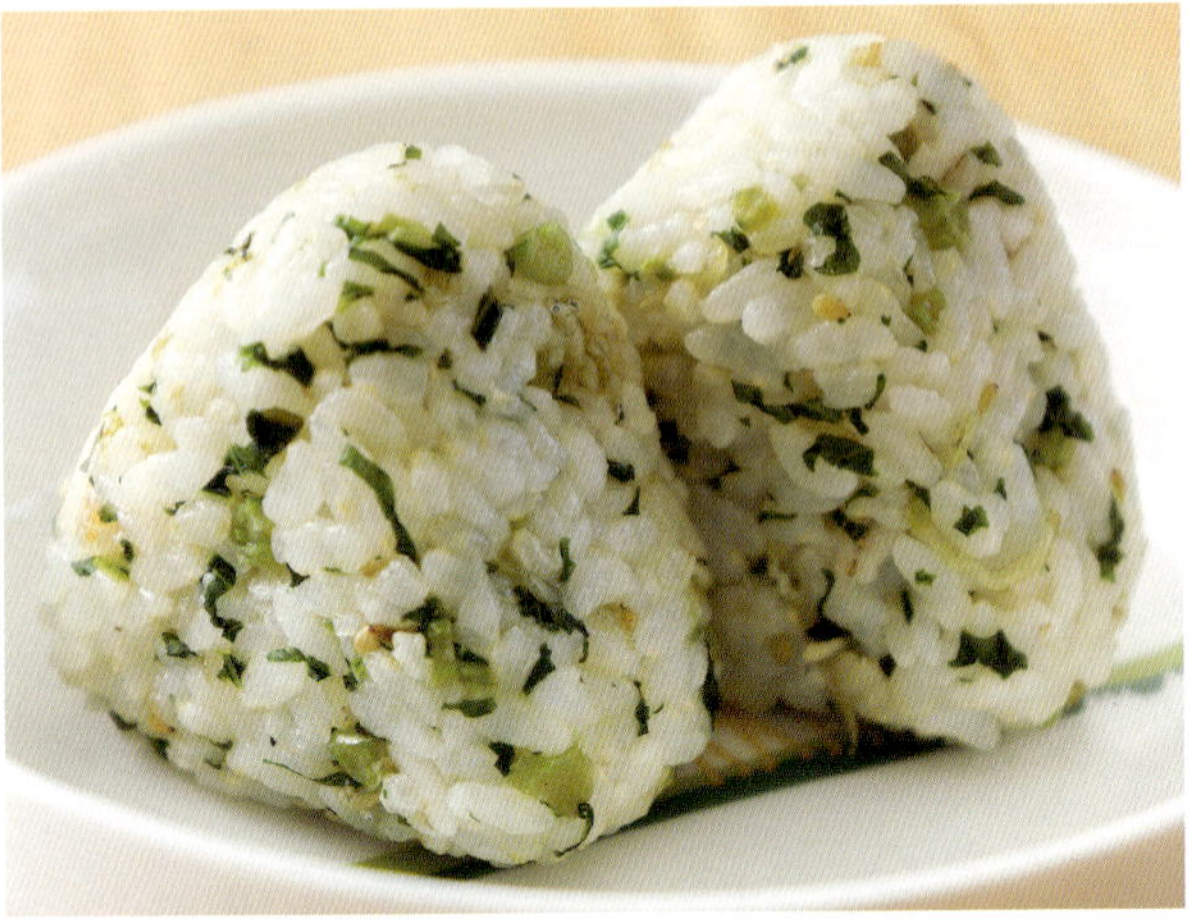

かぶの葉とちりめんじゃこのおにぎり

材料（5人分）

3分づき米……3合
かぶの葉……適量
ちりめんじゃこ……適量
炒りごま……適量
塩……適量
醤油……適量
ごま油……適量

作り方

❶3分づき米を洗い、1時間ほど水に浸けてから炊飯する。
❷かぶの葉を細かく刻む。
❸熱したフライパンにごま油を入れ、②とちりめんじゃこを炒めたら、塩と醤油で調味し、炒りごまを混ぜる。
❹炊き上がったご飯に③を混ぜ、おにぎりにする。

POINT
栄養豊富なかぶの葉は
香ばしく炒めてご飯に混ぜれば
おかず要らずのおいしさです。

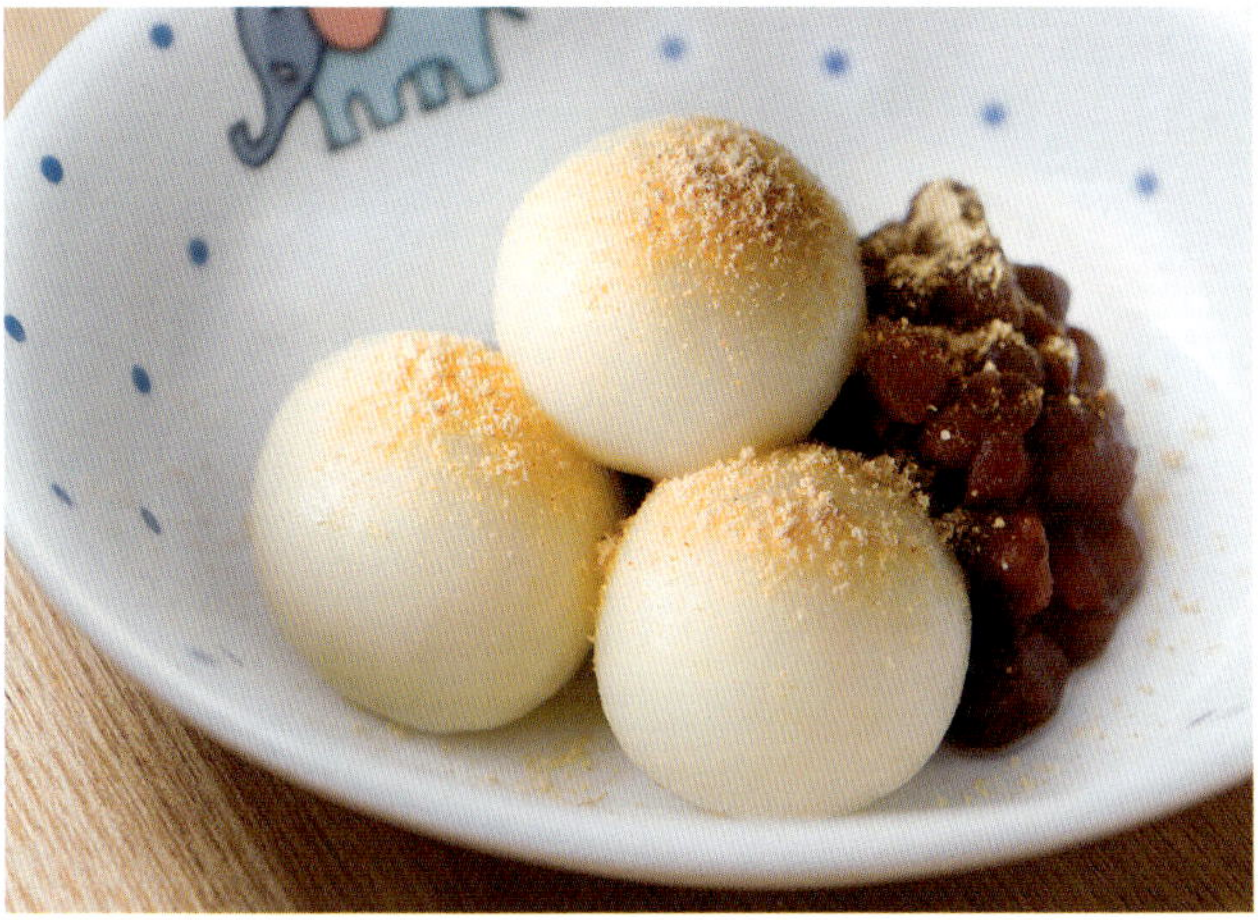

お月見団子

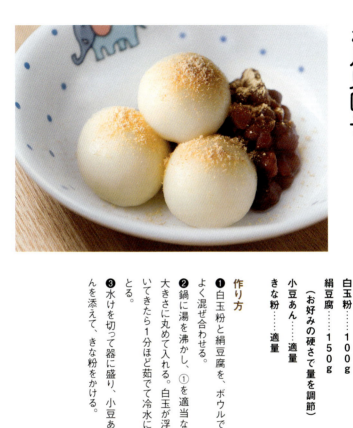

材料（5人分）

白玉粉……100g

絹豆腐……150g

（お好みの硬さで量を調節）

小豆あん……適量

きな粉……適量

作り方

❶白玉粉と絹豆腐を、ボウルでよく混ぜ合わせる。

❷鍋に湯を沸かし、①を適当な大きさに丸めて入れる。白玉が浮いてきたら1分ほど茹でて冷水にとる。

❸水けを切って器に盛り、小豆あんを添えて、きな粉をかける。

POINT

月を愛でながら豊作への感謝を。
昔からの古き良き習わしを
お団子作りと共に楽しみましょう。

和風シチュー

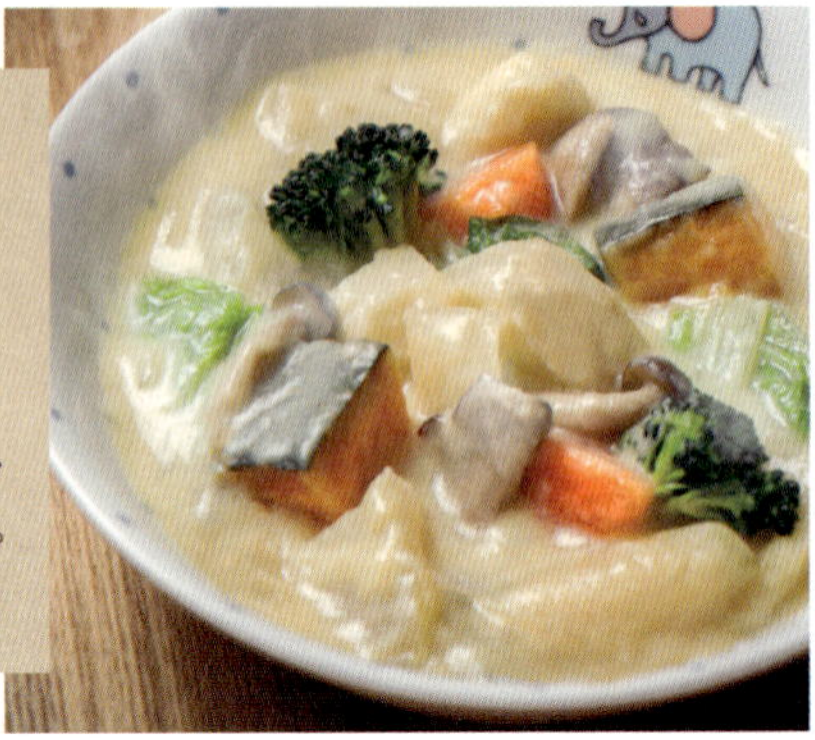

POINT

乳製品やお肉を使用しなくても、野菜の旨味が凝縮したシチューは、子どもたちに大人気。

材料（5人分）

かぼちゃ（乱切り）、かぶ（くし形切り）、里芋（乱切り）、しめじ（ほぐす）、エリンギ（乱切り）……各100g
白菜（ざく切り）……1/4株
玉ねぎ（くし形切り）……400g
人参（乱切り）……80g
ブロッコリー（小房にわけて蒸し煮）……1/2株
にんにく（みじん切り）……1かけ
水……500cc（野菜の水分量によって調節）
シチュールウ（オーサワ まろやかシチュールウ使用）……適量
野菜ブイヨン（オーサワ野菜ブイヨン使用）……適量
豆乳……300cc
白味噌……大さじ1
塩……少々
菜種油……適量

作り方

❶鍋に菜種油とにんにくを入れて中火にかける。にんにくの香りが立って色づいたら玉ねぎを加えて炒める。
❷玉ねぎの上に、しめじ、エリンギ、人参を重ねて塩をふり、少量の水を入れて蒸し煮にする。野菜の水分が出てきたら水と野菜ブイヨンを入れる。
❸人参に火が通ったら、かぼちゃ、かぶ、里芋を加えてしばらく煮る。
❹③の野菜が煮えたら一旦火を止めてルウを溶かし、再び火にかけて白菜を加える。白菜がしんなりしたら豆乳を加え、白味噌で調味する。
❺器によそい、ブロッコリーを飾る。

志賀島雑煮

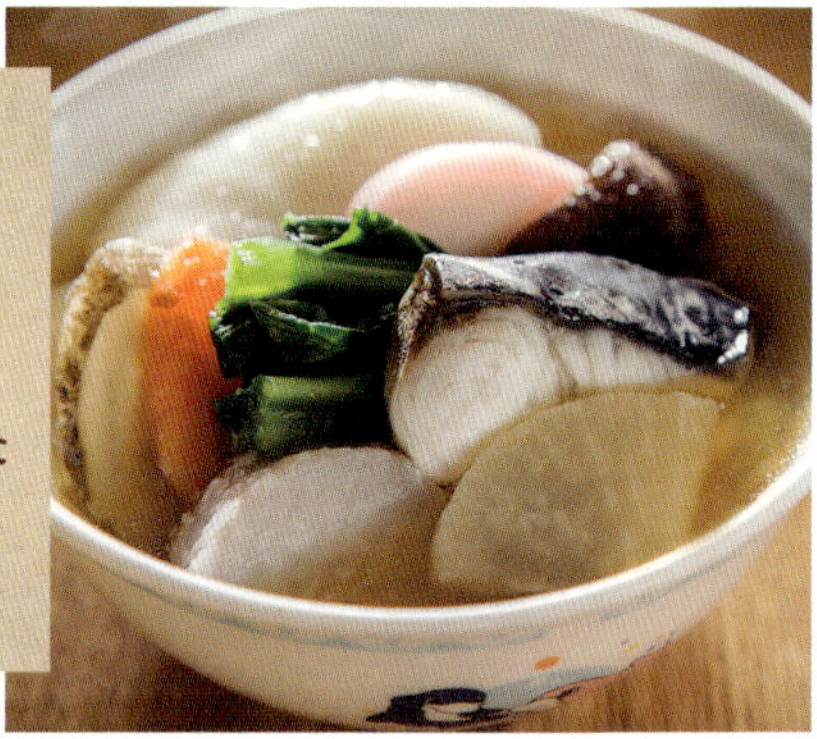

志賀島のお雑煮は焼きあご出汁のすまし汁に丸もち。地元で水揚げされた鰆が主役です。

POINT

材料（5人分）

丸もち……10個
鰆……10切
かつお菜（または青菜類）……2枚
大根……小・1/4本
里芋……3個
人参、ごぼう……各1/2本
かまぼこ……10枚
Ⓐ
焼きあご……2〜4尾
昆布……30g
水……8カップ
干し椎茸……5枚
醤油……適量
塩……少々
竹串……5本

前日準備

鍋にⒶを入れて出汁をとる。干し椎茸は水で戻しておく。

作り方

❶鰆はあらかじめ塩で締め、さっと茹でる。かつお菜は茹でて食べやすい大きさに切る。
❷大根、人参、里芋、ごぼうは皮をむいて軽く塩を振り、蒸してから食べやすい大きさに切って串に刺す。
❸鍋から焼きあごと昆布を取り出し、干し椎茸と戻し汁を適量合わせて火にかけ、煮立ったら塩と醤油で調味する。
❹別の鍋に③で取り出した昆布を敷き、水（分量外）を入れて火にかけ、丸もちを茹でる。
❺串に刺した野菜と鰆を③の汁に入れて温める。
❻お碗にすべての具材を盛りつけ、汁を注ぐ。

鰯のつみれ汁

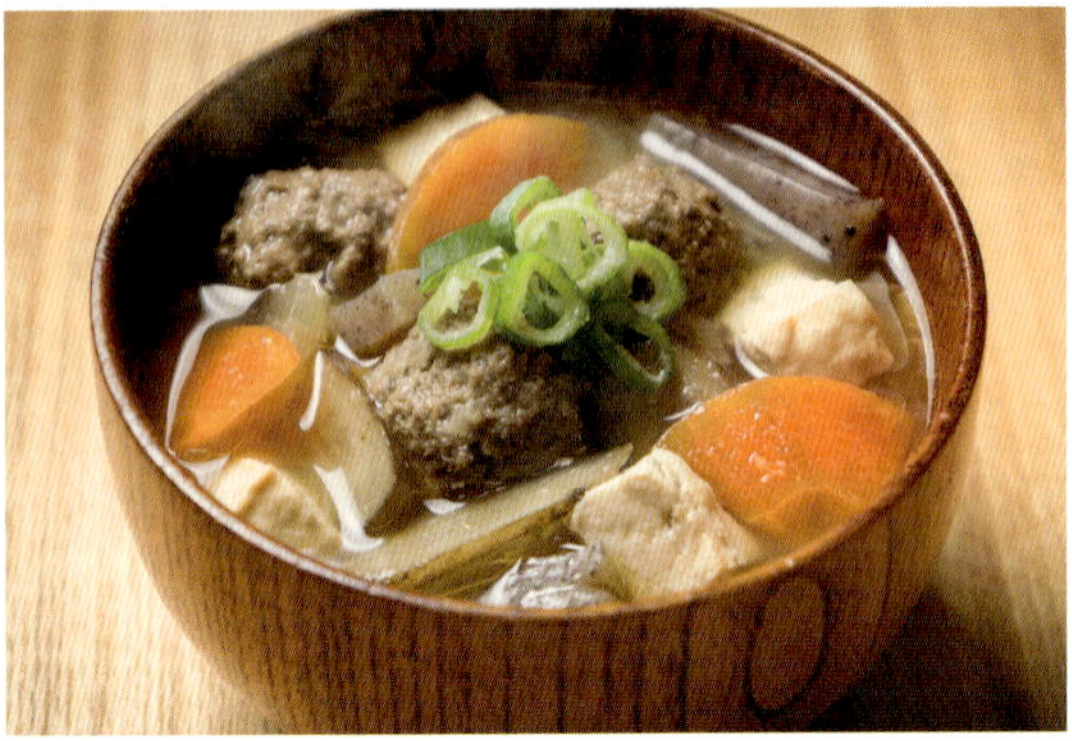

材料（5人分）

鰯のすり身（塩で調味）……200g
人参（いちょう切り）……40g
ごぼう（薄切り）……40g
大根（乱切り）……60g
里芋……8個
こんにゃく……1/4枚
豆腐……1/2丁
白ねぎ……1本
味噌……適量
出汁（いりこ、昆布）……5カップ
塩……適量

作り方

❶里芋は皮をむいて食べやすい大きさに、こんにゃくは一口大に切る。ねぎは小口切りにし、青い部分は刻んで飾り用に取っておく。

❷出汁に野菜とこんにゃくを入れて温め、野菜が柔らかく煮えたら鰯のすり身を一口大に丸めて加える。

❸鰯に火が通ったら、食べやすい大きさに切った豆腐を加え、ひと煮する。

❹味噌を入れて調味し、お椀によそって、刻んだねぎを飾る。

POINT

DHA、EPA、カルシウムなど栄養たっぷりの鰯はおかずを兼ねたお味噌汁に！

けんちんうどん

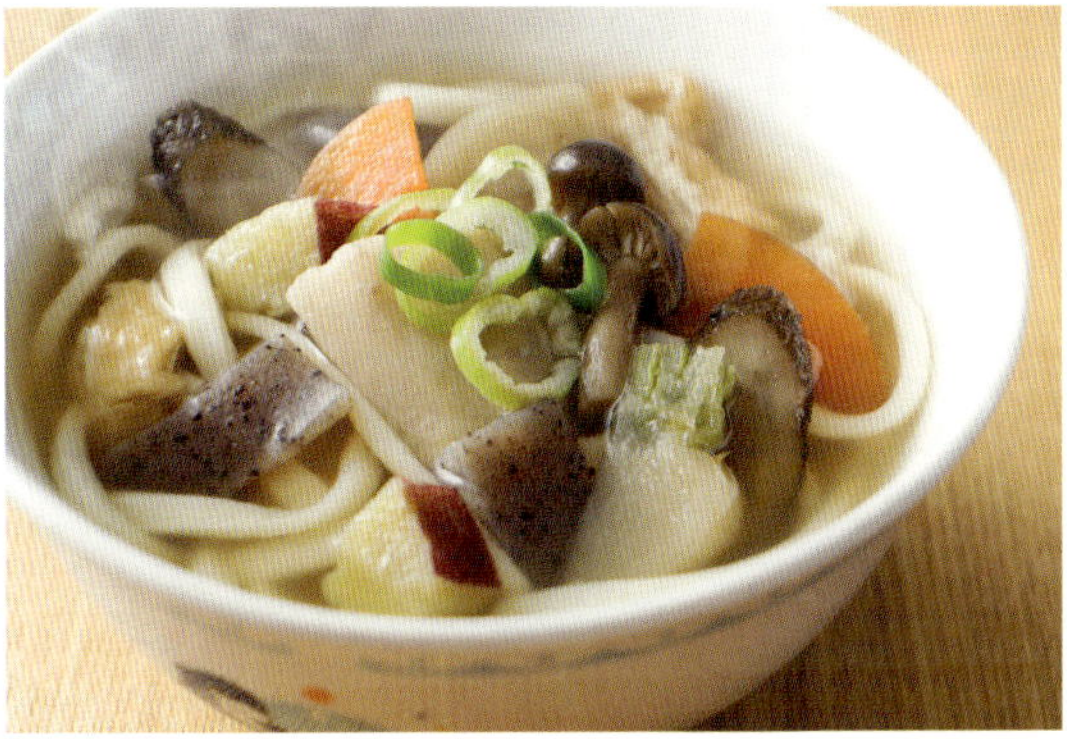

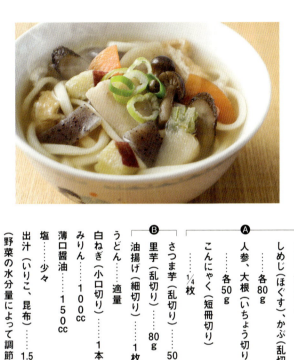

材料（5人分）

Ⓐ
ごぼう（薄切り）、しめじ（ほぐす）、かぶ（乱切り）……各80g
人参、大根（いちょう切り）……各50g
こんにゃく（短冊切り）……1/4枚

Ⓑ
さつま芋（乱切り）……50g
里芋（乱切り）……80g
油揚げ（細切り）……1枚

うどん……適量
白ねぎ（小口切り）……1本
みりん……100cc
薄口醤油……150cc
塩……少々
出汁（いりこ、昆布）……1.5ℓ
（野菜の水分量によって調節）

作り方

❶Ⓐを鍋に入れ、野菜に1/3程度かぶる量の出汁を加えて蒸し煮にする。
❷野菜の水分が十分に出たら、残りの出汁とみりん、Ⓑを加えて野菜が柔らかくなるまで煮る。
❸薄口醤油と塩で調味する。
❹器にうどんを入れて、③をたっぷりとかけたら、ねぎを飾る。

POINT
季節の野菜やきのこをふんだんに入れた体の芯から温まる一杯。あり合わせの材料で味の変化も楽しめます。

根菜とひえのスープ

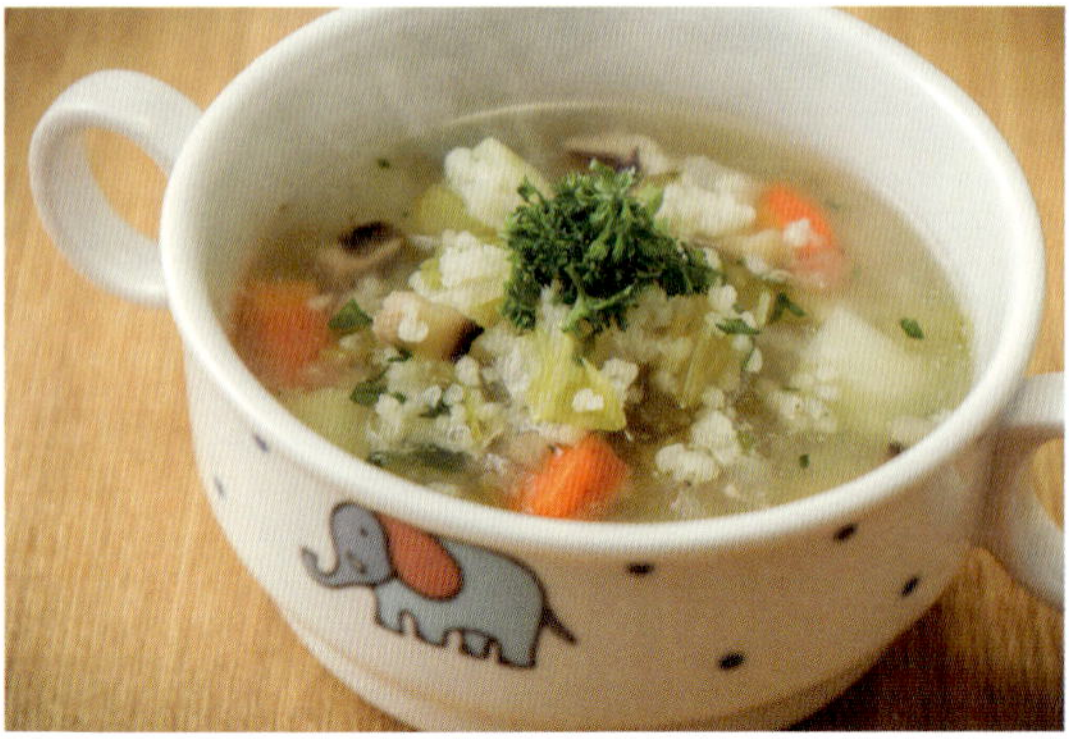

材料（5人分）
ひえ……¼カップ
玉ねぎ……75g
セロリ……30g
キャベツ……75g
じゃが芋……75g
大根……75g
人参……30g
出汁（干し椎茸、昆布）
……5カップ
塩、こしょう……適量
パセリ（みじんぎり）……適量

作り方
❶野菜はすべて1cm角に、出汁に使用した干し椎茸はみじん切りにする。
❷鍋に干し椎茸→玉ねぎ→セロリ→キャベツ→じゃが芋→大根→人参の順に重ねて塩を振り、蒸し煮にする。
❸②の野菜が煮えたら出汁を加えて温め、ひえを入れて10分ほど煮る。
❹塩とこしょうで調味し、器によそってパセリを散らす。

POINT
縄文時代から
食べられていた
日本最古の雑穀「ひえ」で
ミネラルと
食物繊維を補給。

和風ポトフ

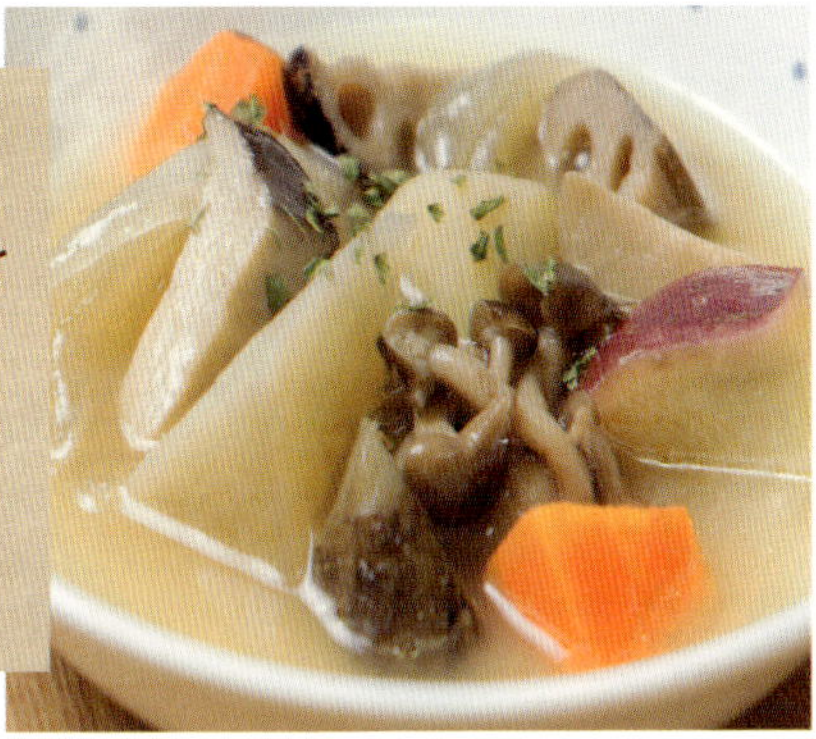

あく抜きをせず、
野菜本来の持ち味を
引き出すことで
旨味がグンとアップ。
栄養を逃すことなく
いただけます。

POINT

材料（5人分）

じゃが芋、さつま芋、人参、ごぼう、蓮根、エリンギ（すべて乱切り）……各100g
玉ねぎ（くし形切り）……300g
大根（乱切り）……200g
しめじ（ほぐす）……100g
にんにく、生姜（みじん切り）……各1かけ
ローリエ……2枚
（切れ目を入れて軽く炙ると香りが引き立ちます）
パセリ（みじん切り）……適量
出汁（昆布）……500cc
（野菜の水分量によって調節）
薄口醤油……80cc
みりん……50cc
酒、オリーブオイル……各適量
塩、梅酢……各少々

作り方

❶鍋にオリーブオイルを入れ、にんにくと生姜を弱火でじっくりと炒める。にんにくが色づいたら酒を入れる。

❷①にごぼうを入れて炒め、香りがしてきたら梅酢を加えてよく混ぜ、ふたをして5分ほど蒸し煮にする。（梅酢には色止めの効果もあります）

❸②にローリエと残りの具材を重ね、出汁100ccとみりんを注ぎ、少量の塩を振って中火で蒸し煮にする。

❹野菜から水分が十分に出たら、残りの出汁を注ぎ、野菜が柔らかくなるまで煮込む。

❺薄口醤油を入れて調味し、器に盛りつけ、パセリを飾る。

野菜の天ぷら

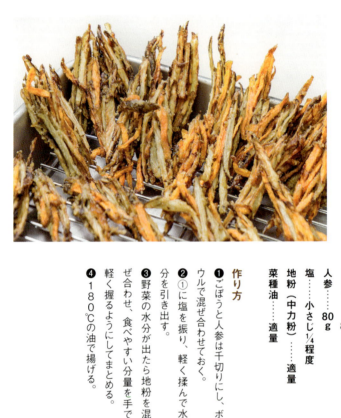

材料（5人分）
ごぼう……80g
人参……80g
塩……小さじ¼程度
地粉（中力粉）……適量
菜種油……適量

作り方
❶ごぼうと人参は千切りにし、ボウルで混ぜ合わせておく。
❷①に塩を振り、軽く揉んで水分を引き出す。
❸野菜の水分が出たら地粉を混ぜ合わせ、食べやすい分量を手で軽く握るようにしてまとめる。
❹180℃の油で揚げる。

POINT
野菜の水分と地粉を衣にした
素材本来の味が引き立つ天ぷら。
パリパリとした食感が
子どもたちにも大人気です。

蓮根ボール

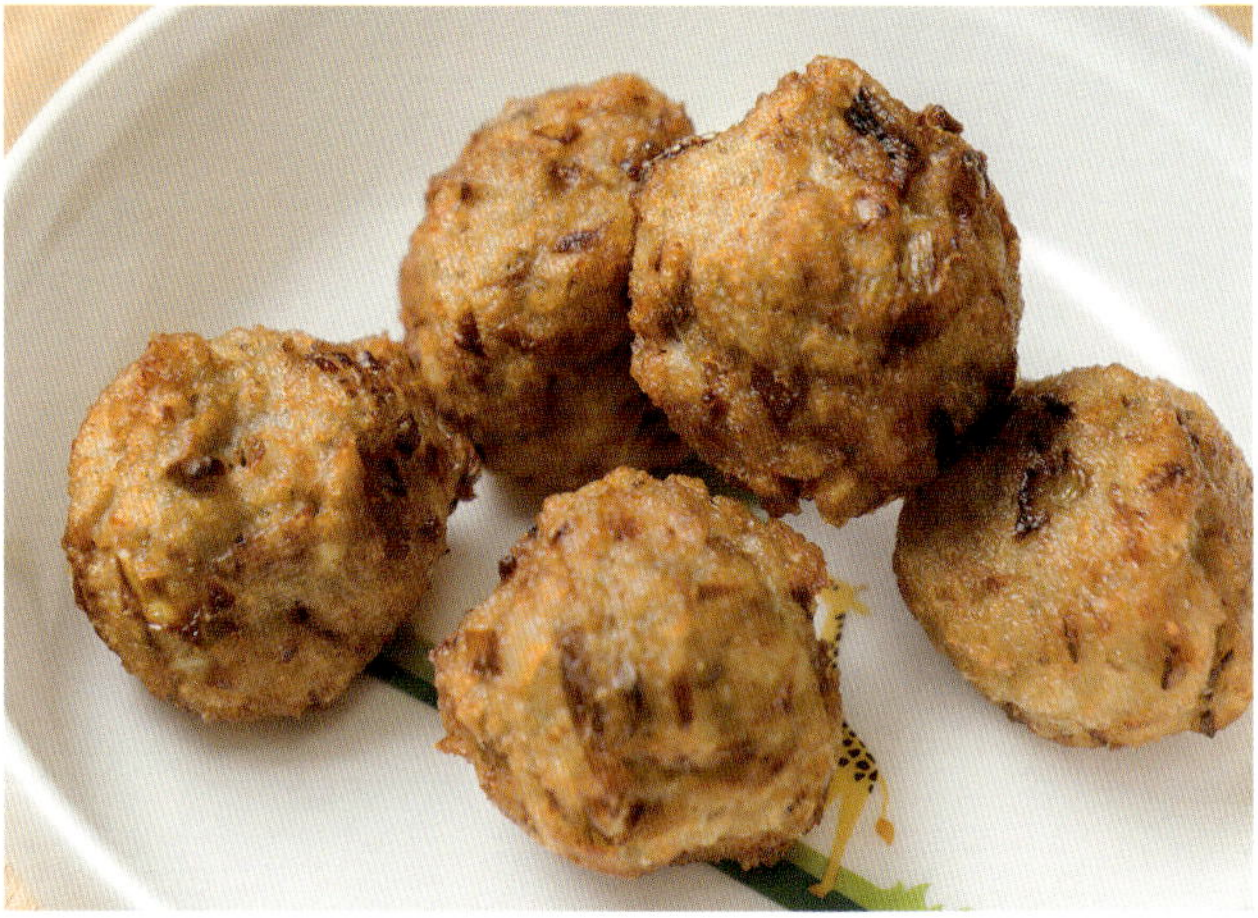

材料（5人分）

蓮根……400g
玉ねぎ……大・1個
地粉……適量
塩……適量
菜種油……適量

作り方

❶蓮根は⅔の量をすりおろし、残りは刻む。玉ねぎはみじん切りにする。

❷①をボウルに入れて混ぜ合わせ、地粉と塩を加えてさらに混ぜる。（地粉の割合は下枠を参照）

❸食べやすい大きさに丸めて170℃の油で揚げる。

◎鍋に醤油25cc、みりん50cc、出汁200ccを沸騰させて、揚げた蓮根ボールをからめた「うま煮」もおすすめ。

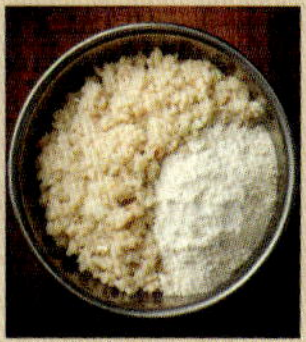

ボウルで蓮根と
玉ねぎを混ぜ、
⅓のスペースを空けて、
地粉を入れると適量に。

POINT

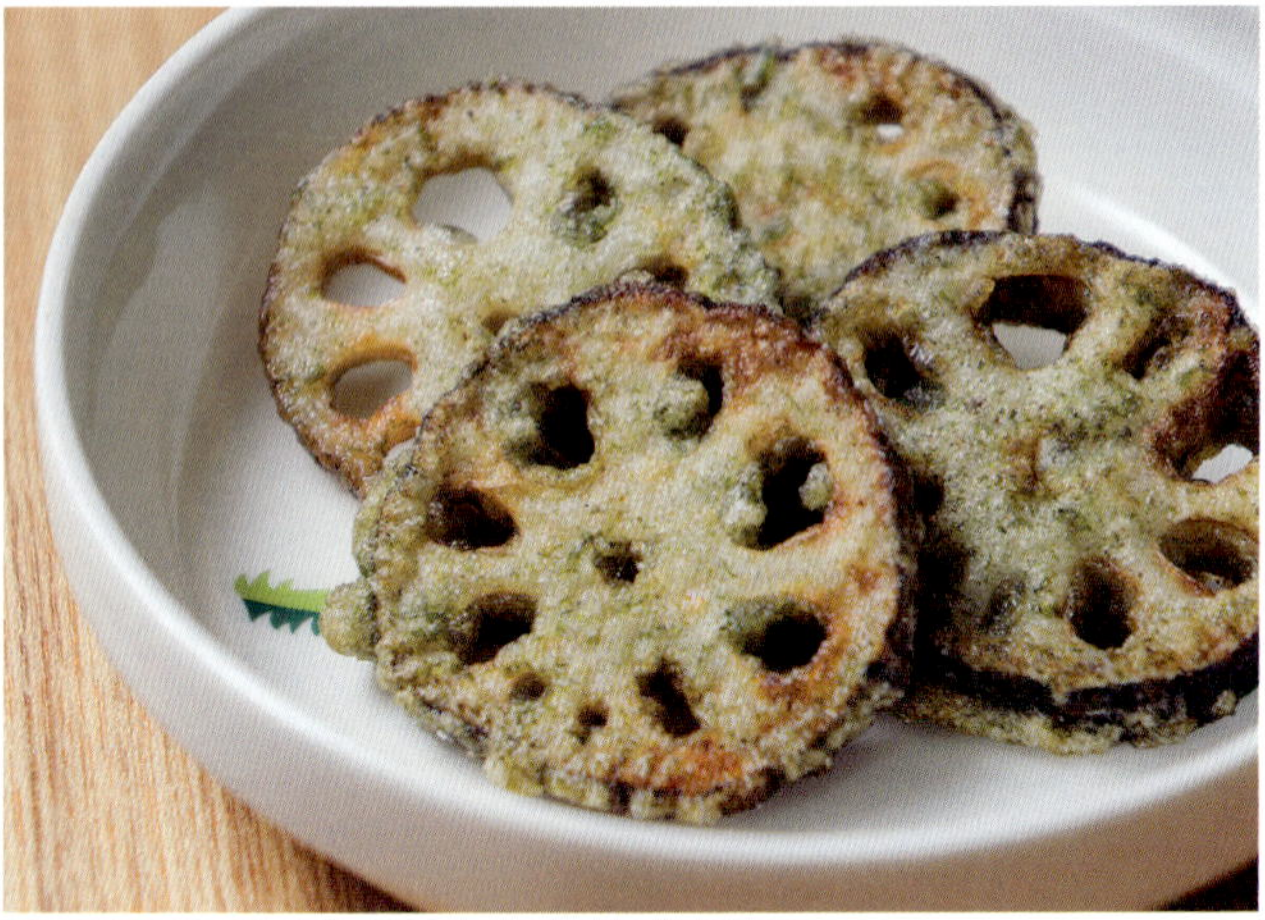

蓮根の磯辺揚げ

材料（5人分）

蓮根……250g
地粉（中力粉）……大さじ2
水……大さじ2〜3
青のり……小さじ2
塩……小さじ1/4
（お好みで調節）
菜種油……適量

作り方

❶蓮根は皮付きのまま1㎝弱の厚さに切る。
❷ボウルで地粉と水をよく混ぜ、青のりと塩を加えてなじませる。
❸②に蓮根を入れ、衣をつけたら170℃の油で揚げる。

POINT

風邪予防にもおすすめの蓮根は
秋から冬にかけて重宝します。
穴の空いた形も楽しいメニューです。

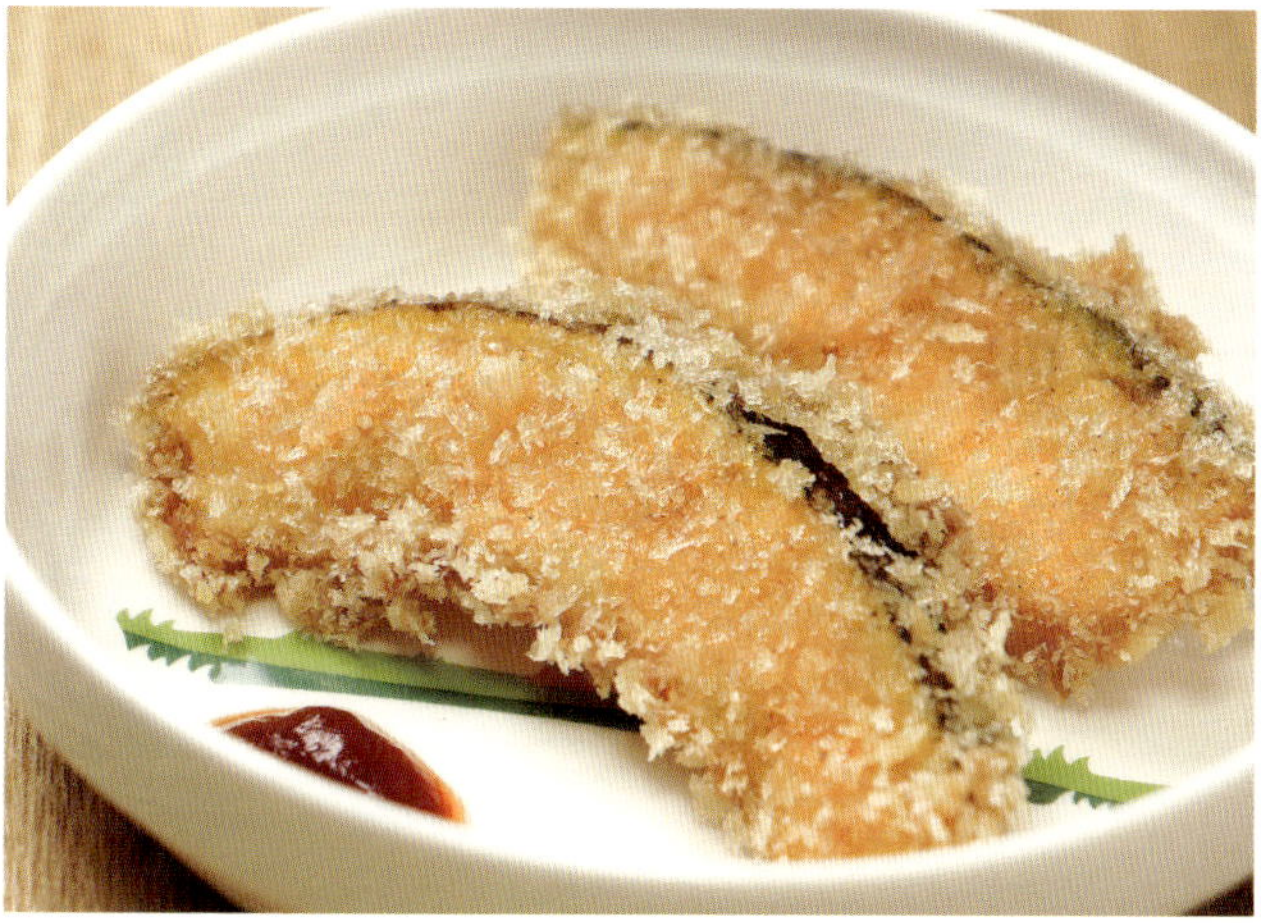

かぼちゃフライ

材料（5人分）
かぼちゃ……適量
地粉（中力粉）……適量
水……適量
パン粉……適量
菜種油……適量
トマトケチャップ……適量

作り方
❶かぼちゃは薄く食べやすい大きさに切り、バッター液（地粉と水を1：1目安で混ぜる）をつけ、余分な液を落としてパン粉をつける。
❷160～170℃の油で揚げる。
❸かぼちゃの甘みを見て、お好みでトマトケチャップをつけていただく。

衣付けには卵を使わないバッター液を。
甘くてホクホクのかぼちゃフライは
年少さんもモリモリ食べます。
POINT

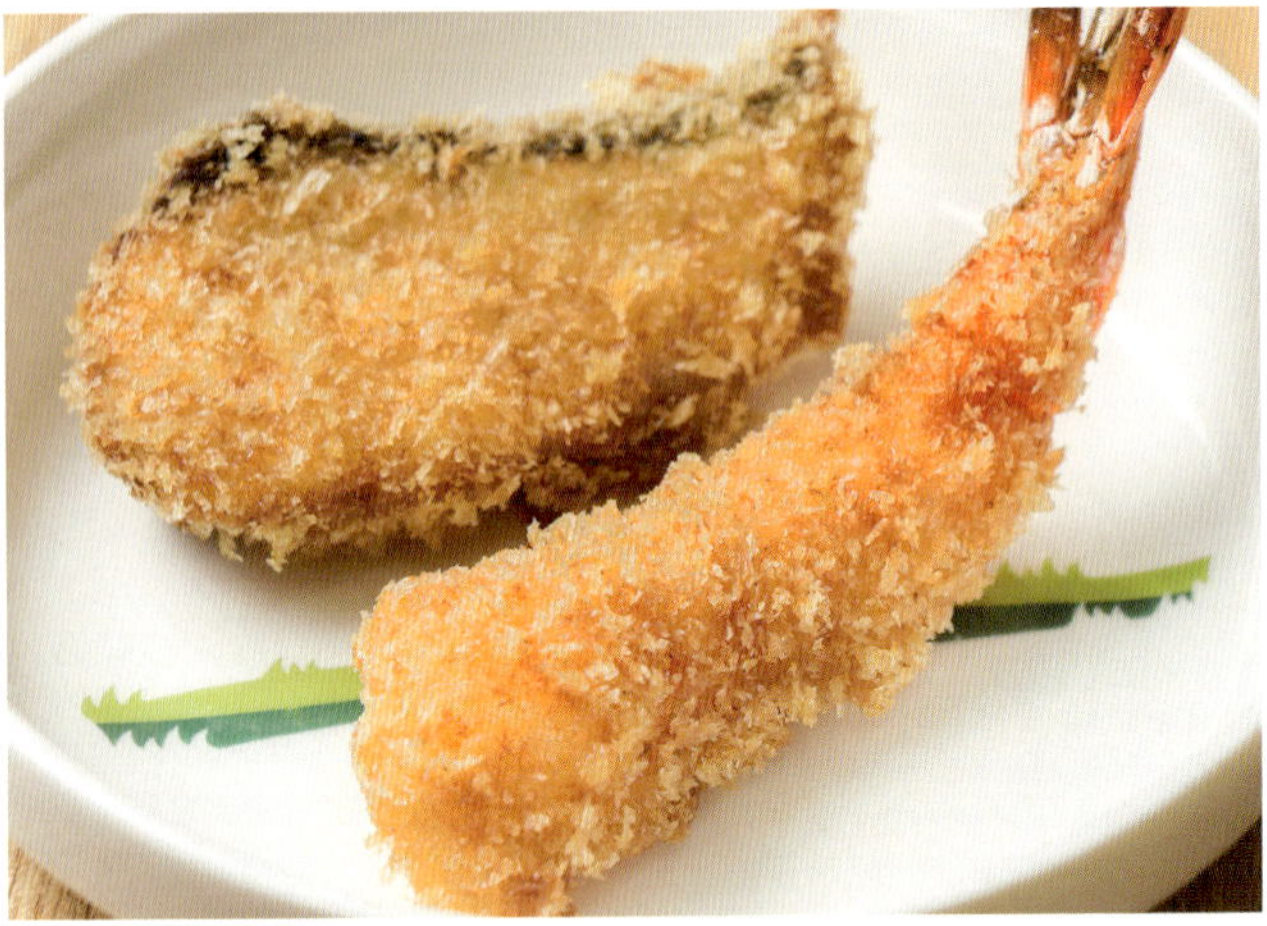

季節の魚と海老のフライ

材料（5人分）

鰆（旬の魚）……5切
海老……5尾
地粉……適量
水……適量
パン粉……適量
塩……適量
菜種油……適量

作り方

❶鰆と海老に軽く塩を振り、バッター液（地粉と水を1：1目安で混ぜる）をつけ、余分な液を落としてパン粉をつける。
❷190℃の油で揚げる。

POINT
志賀島産の鰆と海老は甘くて濃厚！
地域ごとに旬を迎える食材で
天然の美味を満喫しましょう。

厚揚げと大根の煮物

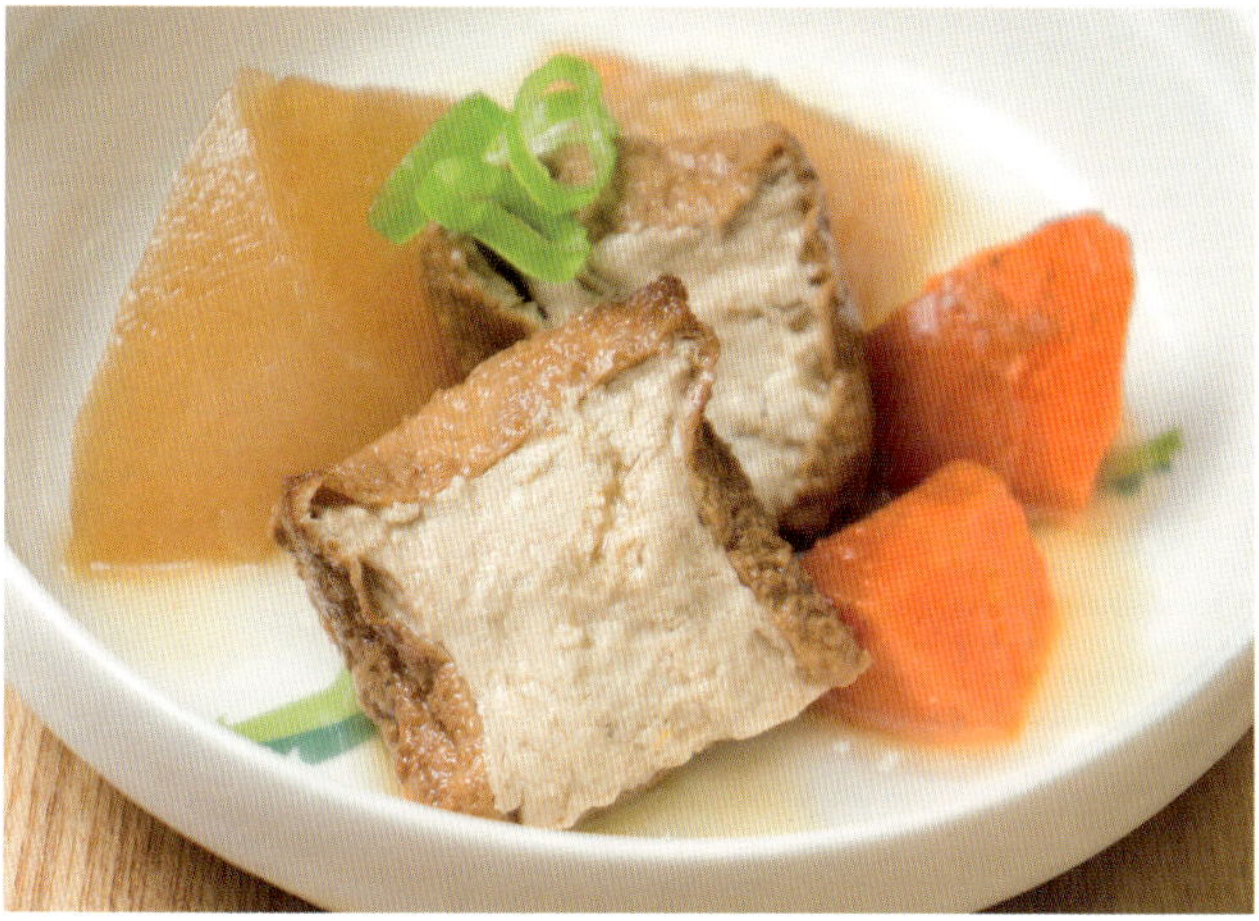

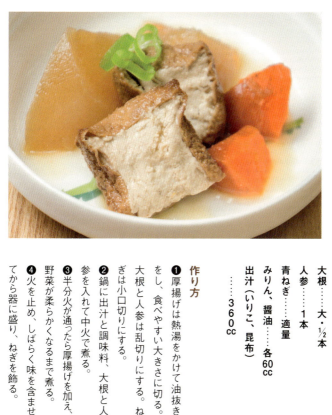

材料（5人分）

厚揚げ……1枚
大根……大・1/2本
人参……1本
青ねぎ……適量
みりん、醤油……各60cc
出汁（いりこ、昆布）……360cc

作り方

❶厚揚げは熱湯をかけて油抜きをし、食べやすい大きさに切る。大根と人参は乱切りにする。ねぎは小口切りにする。
❷鍋に出汁と調味料、大根と人参を入れて中火で煮る。
❸半分火が通ったら厚揚げを加え、野菜が柔らかくなるまで煮る。
❹火を止め、しばらく味を含ませてから器に盛り、ねぎを飾る。

POINT

食べ応えのある厚揚げと大根は
柔らかく煮えたら火を止め、
しばらく置くことで味がしみます。

赤魚のあんかけ

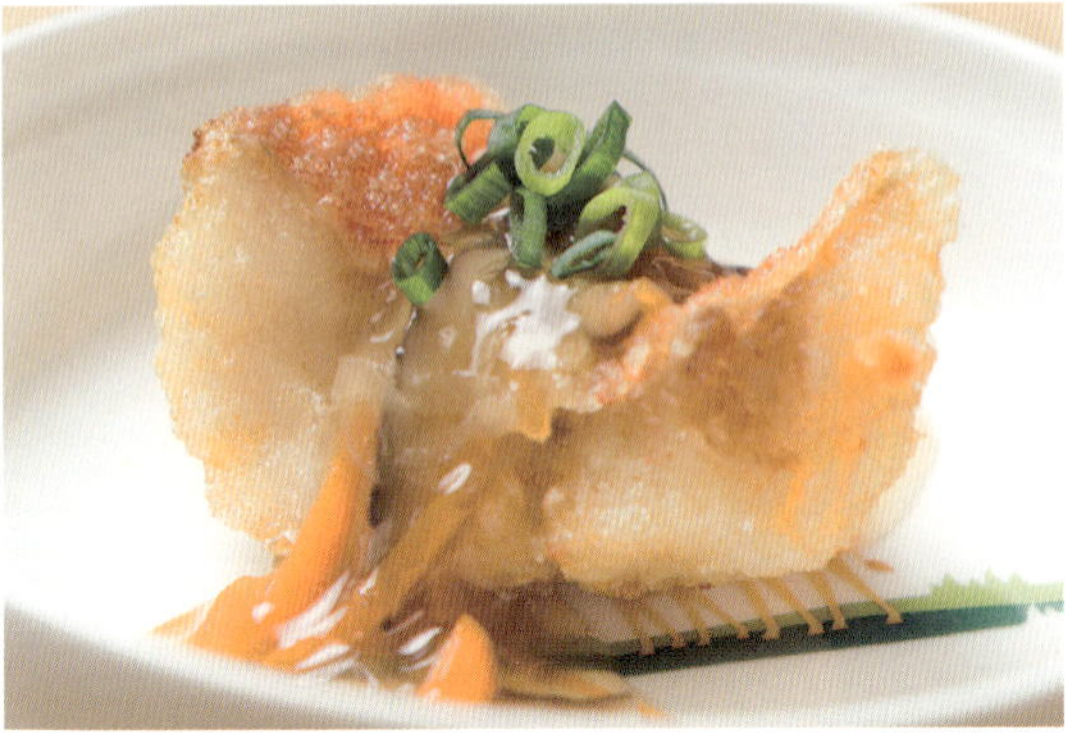

材料（5人分）

赤魚……10切
人参……1/3本
白ねぎ……2本
干し椎茸（出汁をとった後に細切り）……3枚
片栗粉、葛粉、塩……各適量
Ⓐ
米酢……30cc
みりん……大さじ1
甜菜糖……大さじ1
醤油……適量
出汁（いりこ、干し椎茸、昆布）……300cc
菜種油……適量

作り方

❶人参は細切りに、白ねぎは斜め切りに、ねぎの青い部分は飾り用に小口切りにする。
❷鍋にⒶを入れ、中火にかけて甜菜糖が溶けるまで煮る。
❸出汁に人参、白ねぎ、干し椎茸を入れて火にかけ、人参が煮えたら②を合わせて醤油で調味し、葛粉でとろみをつける。
❹赤魚に軽く塩を振り、片栗粉をまぶして190℃の油で揚げる。
❺赤魚を器に盛りつけ、③をかけてねぎの青い部分を飾る。

POINT
葛粉でとろみをつけたあんはお魚を食べやすくし、また、様々な食材でアレンジできます。

筑前煮

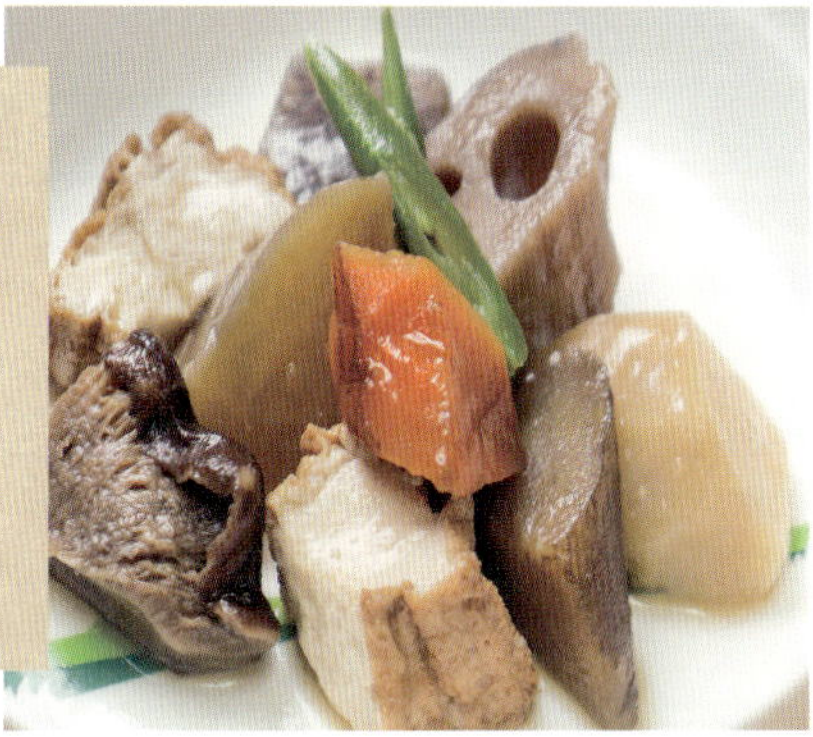

POINT

忙しいお母さんに！
作り置きしておけば
毎日の食卓や
お弁当に
安定の一品として
活躍します。

材料（5人分）

ごぼう（乱切り）……100g
大根（乱切り）……200g
蓮根（乱切り）……200g
人参（乱切り）……½本
里芋……5個
こんにゃく……½枚
厚揚げ（一口大に切る）……½枚
干し椎茸（水で戻して一口大に切る）……2枚
さやいんげん（茹でて斜め切り）……適量
ごま油……適量
出汁（いりこ、椎茸、昆布）……400cc
醤油……大さじ2
みりん……大さじ3
酒……大さじ1
甜菜糖……小さじ1

作り方

❶里芋は皮をむいて塩で揉み、しばらく置いてから水洗いしてぬめりをよくふきとる。こんにゃくはスプーンでちぎり、塩で揉んでしばらく置いてから水洗いして水けをきる。
❷熱した鍋にごま油を入れ、ごぼうを甘い香りがするまで炒める。
❸②に大根、蓮根、人参、こんにゃくを加えてさらに炒める。
❹③に出汁と調味料、干し椎茸を入れて強火でしばらく煮たら、里芋と厚揚げを加える。野菜が柔らかくなり、汁けがなくなるまでさらに煮る。
❺火を止め、しばらく味を含ませてから器に盛り、さやいんげんを飾る。

薬味やっこ

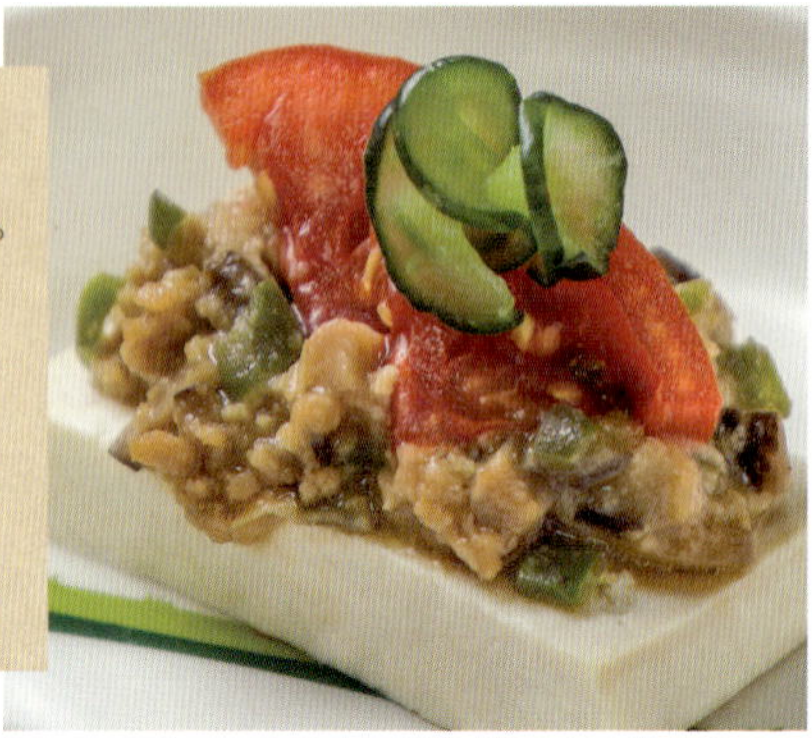

POINT

見た目も味も肉味噌。大豆が原料のグルテンミートでお肉のような味と食感が楽しめます。

材料（5人分）

豆腐（等分に切る）……1丁
グルテンバーガー（ミンチタイプ）……1缶（215g）
玉ねぎ……中・½個
ピーマン……1個
干し椎茸（水で戻す）……2～3枚
生姜……1かけ
にんにく……1かけ
トマト……適量
きゅうり……適量
ごま油……適量
〈合わせ調味料〉
麦味噌……30g
八丁味噌……5g
醤油……大さじ1.5
甘酒……70g
出汁……30cc

作り方

❶玉ねぎ、ピーマン、干し椎茸、生姜、にんにくはみじん切りに、トマトは薄切りにする。きゅうりは薄切りにして、軽く塩で揉む。
❷熱した鍋にごま油を入れ、生姜とにんにくを香りが出るまで炒めたら、玉ねぎ、ピーマン、干し椎茸を加えて炒める。
❸グルテンバーガーを加え、野菜とグルテンバーガーがなじむまで炒めたら、合わせ調味料を入れて炒めながら煮詰める。
❹器に豆腐をのせ、その上に③をのせて、トマトときゅうりを飾る。

ほうれん草の白和え

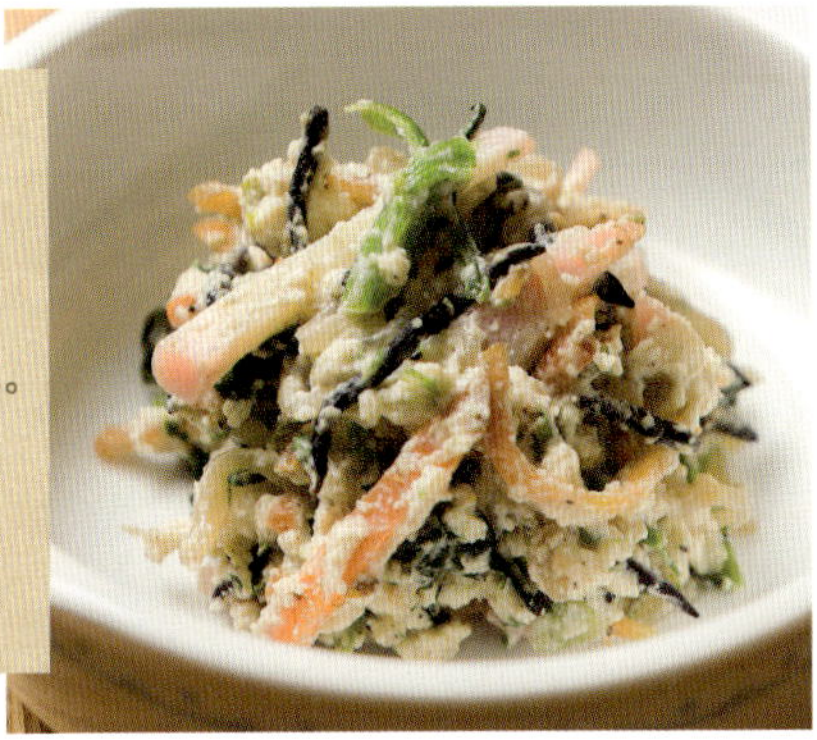

すり鉢でつぶす、
和えるという調理を
ぜひ、お子さんと共に。
食育は日常から
育むのが一番です。

POINT

材料（5人分）

豆腐……1丁
ほうれん草……1/2束
人参（細切り）……1/3本
芽ひじき（水で戻す）……10g
糸こんにゃく……30g
かまぼこ（細切り）……適量
ごま油……適量
〈ひじき煮の調味料〉
酒……40cc
みりん……40cc
醤油……30cc
〈和え衣の調味料〉
練りごま……大さじ2
白味噌……大さじ2～3
甘酒……大さじ2～3
醤油……適量

作り方

❶豆腐は、茹でたあとに重しをして水切りをする。ほうれん草は茹でて食べやすい大きさに切り、水けを絞る。糸こんにゃくは下茹でして適当な長さに切る。

❷鍋にごま油を熱し、糸こんにゃくとひじきを炒めたら人参を上に重ねる。〈ひじき煮の調味料〉を入れてふたをし、人参に火が通って汁けがなくなるまで煮詰めて冷ましておく。

❸豆腐をすり鉢でつぶし、〈和え衣の調味料〉を加えて調味したら、②とほうれん草、かまぼこを入れて和える。

ほうれん草とツナの和え物

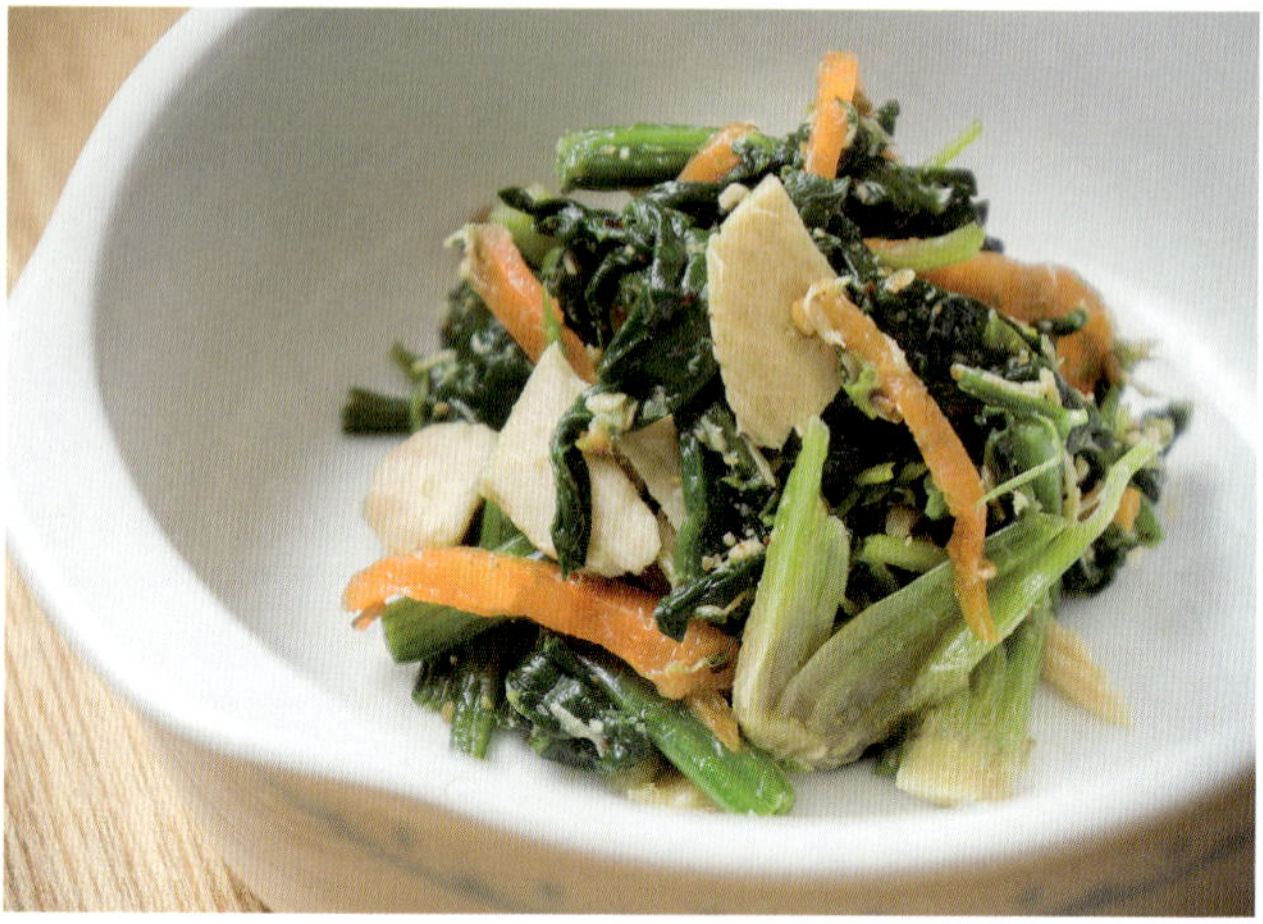

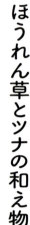

材料（5人分）
ほうれん草……1束
人参……50ｇ
ツナ缶……50ｇ
炒りごま……適量
醤油……適量

作り方
❶ほうれん草は茹でて食べやすい大きさに切り、水けを絞る。人参は細切りにして蒸し煮にしておく。
❷ボウルにツナを入れて細かくほぐしたら、①を加えて和える。
❸醤油と炒りごまで調味し、器に盛りつける。

POINT
お浸しを好まない子には
ツナで味をまんべんなくつけた
和え物がおすすめです。

蓮根とりんごのサラダ

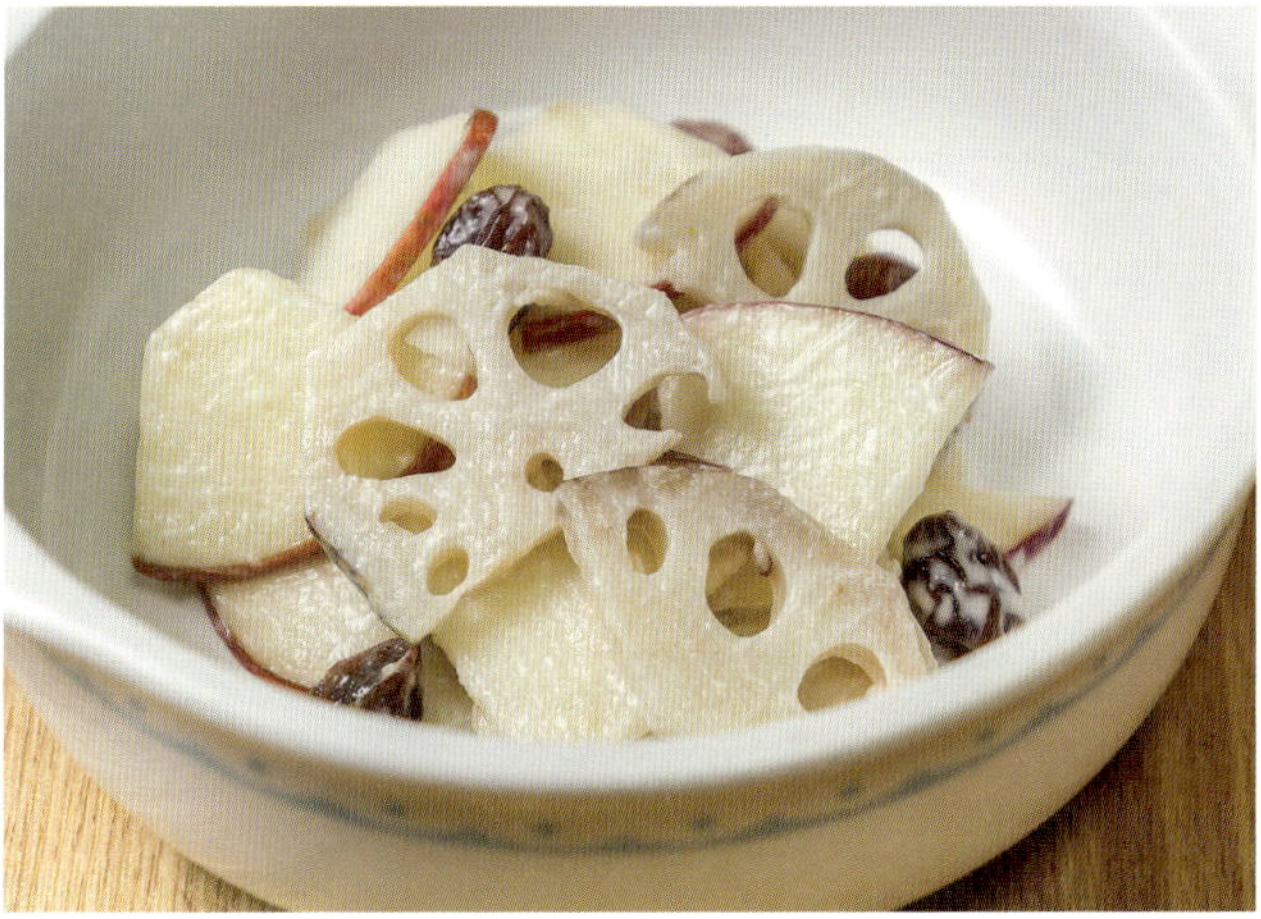

材料（5人分）
蓮根……250g
りんご……½個
レーズン……適量
マヨネーズ……適量
はちみつ……適量
塩……少々
梅酢……少々

作り方
❶蓮根は皮をむいて薄切りに、りんごは皮付きのまま薄切りにする。
❷鍋にお湯を沸かして梅酢を入れる。蓮根を食感が残る程度にさっと茹で、ザルに上げて冷ましておく。
❸ボウルに②とりんご、レーズンを入れ、塩、マヨネーズ、はちみつで調味しながら和える。

サラダや白和えにも重宝するりんご。
しゃきしゃきとした食感と、
爽やかな甘みが広がります。

POINT

野菜のナムル

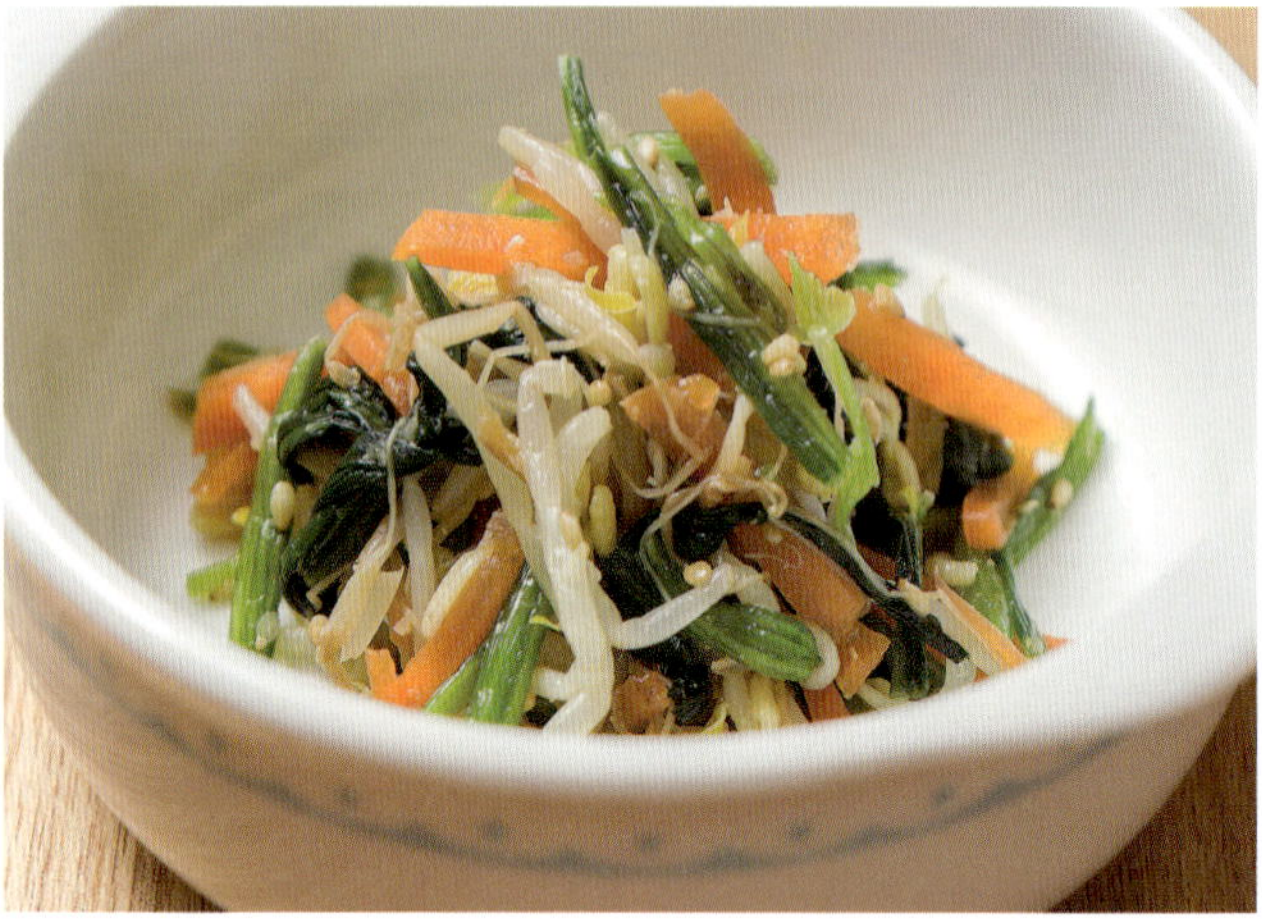

材料（5人分）
もやし……1袋
ほうれん草……1束
人参……70g
おろしにんにく……1かけ分
ごま油、塩、炒りごま……各適量

作り方
❶もやしは塩を加えたお湯で茹で、ザルに上げて冷ましておく。ほうれん草は茹でて食べやすい大きさに切り、水けを絞る。人参は細切りにして蒸し煮にし、冷ましておく。
❷①をボウルに入れ、ごま油で和えて全体をコーティングする。
❸塩とおろしにんにくで調味し、しばらく置いて味をなじませる。
❹食べる直前に炒りごまで和え、器に盛りつける。

POINT
おろしにんにくは、すくい網にのせて熱湯にくぐらせると辛みが抜けて、子どもにも食べやすくなります。

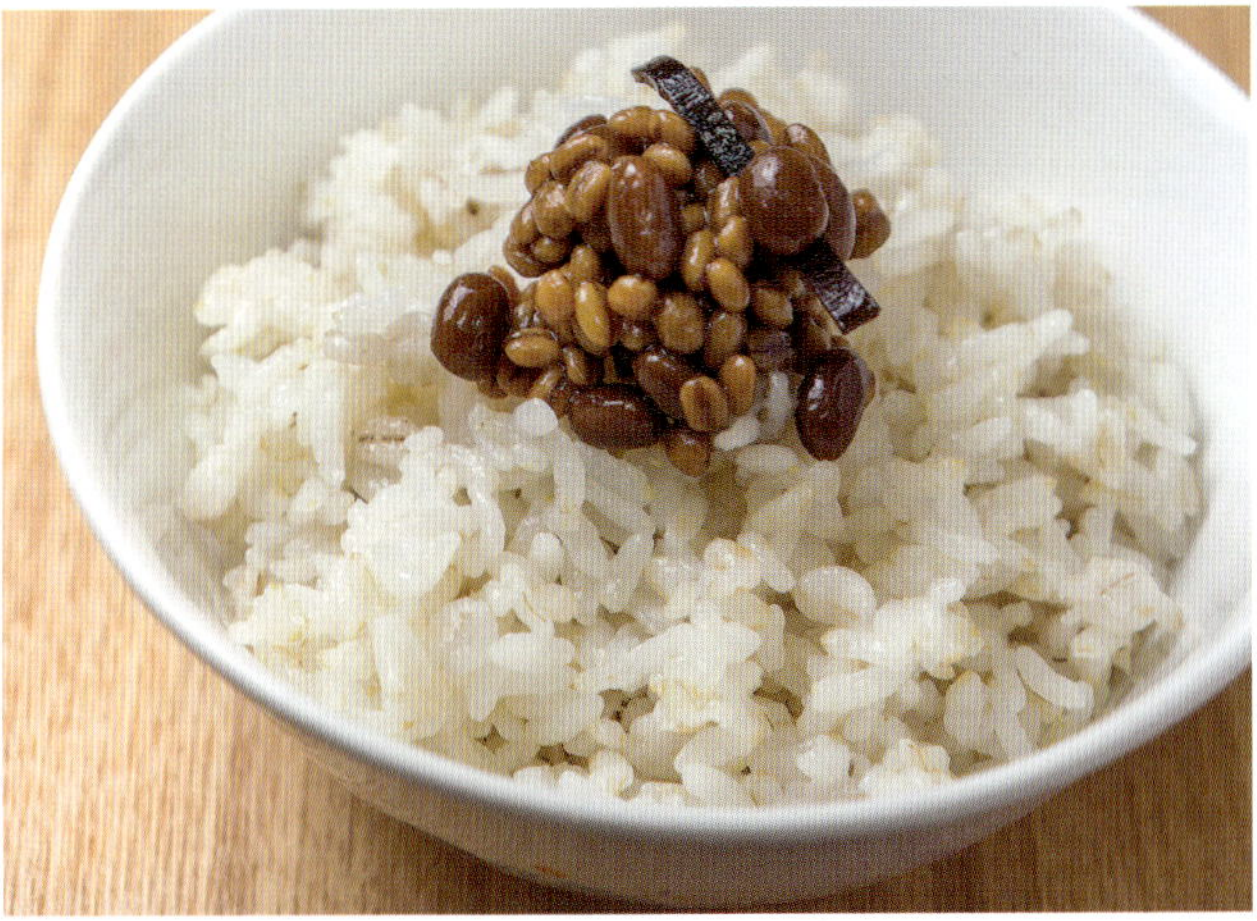

もろみ納豆

材料（作りやすい分量）

納豆……125g
麦麹……250g
醤油……150cc
酒……150cc
みりん……150cc
昆布（3cm角）……1枚

作り方

❶昆布は細切りにする。（少しコンロであぶると柔らかくなって切りやすい）

❷保存容器にすべての材料を入れて混ぜ合わせる。

❸1〜2日に一度混ぜながら1〜2週間常温に置く。麹が柔らかくなったらでき上がり。

※冷蔵庫で2カ月ほど保存可。

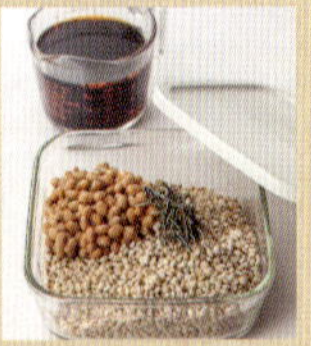

POINT

納豆と麦麹を、本醸造の調味料で熟成させた自家製のもろみ納豆で腸を元気に！

切干し大根と高野豆腐の煮物

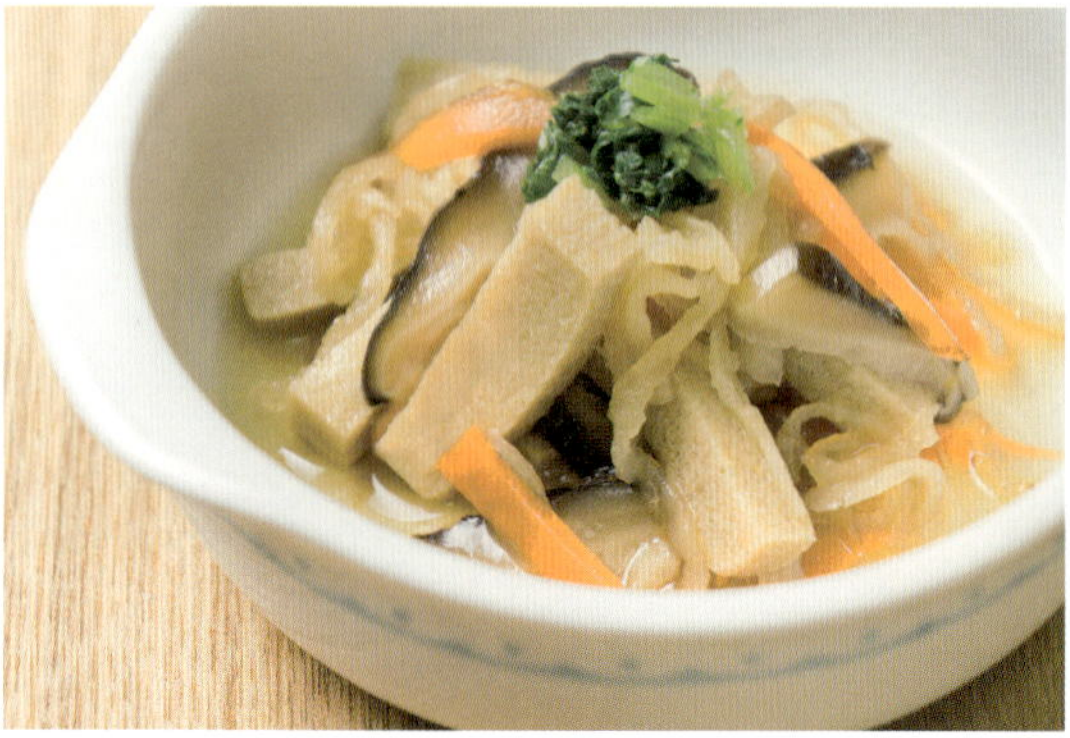

POINT

乾物独特の旨味が
たっぷりしみ出た
ご飯が進む定番おかず。
高野豆腐で鉄分や
カルシウムが補えます。

材料（5人分）

切干し大根……30g
高野豆腐……3〜4枚
人参……50g
干し椎茸……3枚
みりん……50cc
醤油……30cc
出汁（いりこ、昆布、干し椎茸）……350cc
かぶの葉……適量

作り方

❶高野豆腐と切干し大根はそれぞれ水で戻して食べやすい大きさに切る。干し椎茸は水で戻して細切りに、人参も細切りにする。
❷かぶの葉は茹でて刻む。
❸出汁と調味料を合わせた鍋に①を入れて中火にかけ、煮立ったら弱火にして人参が柔らかくなるまで煮る。
❹火を止め、しばらく味を含ませてから器に盛り、かぶの葉を飾る。

ひじき煮と青菜のさっぱり和え

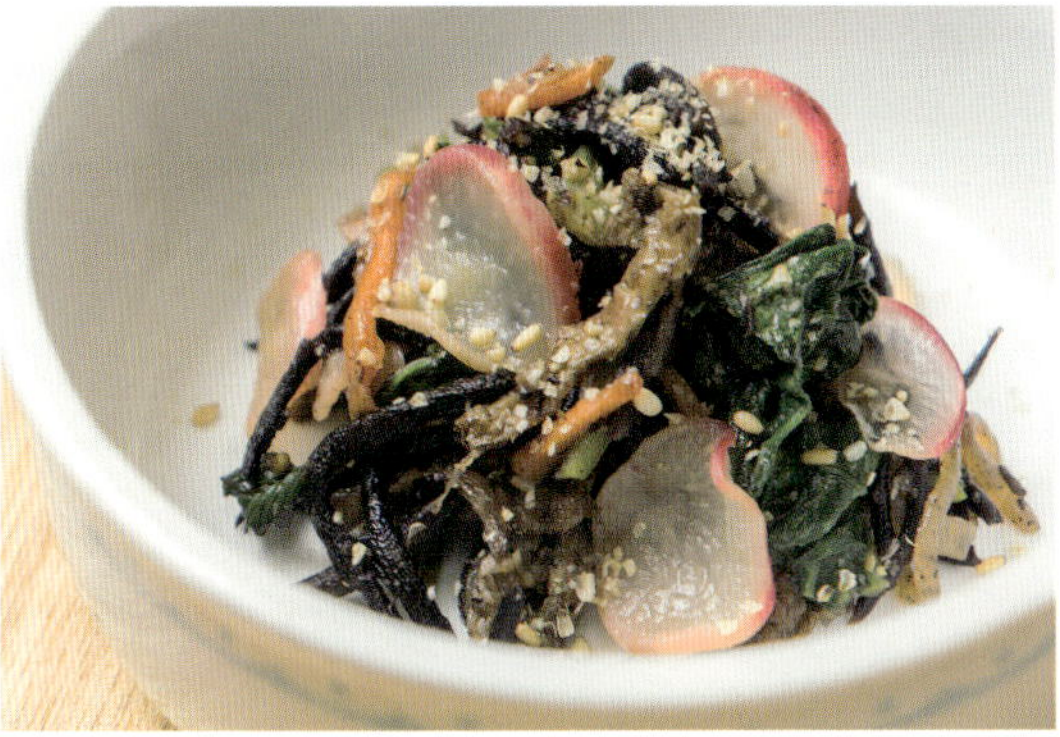

材料（5人分）

ひじき（水で戻す）……20g
小松菜……1/3束
人参（細切り）……40g
玉ねぎ（くし形切り）……中・1個
ラディッシュ……3個
糸こんにゃく……50g
油揚げ（細切り）……1枚
炒りごま……適量
醤油……適量
りんご酢、ごま油……少々

作り方

❶小松菜は茹でて食べやすい大きさに切り、水けを絞る。ラディッシュは薄切りにして塩で揉む。
❷鍋にごま油を入れて熱し、玉ねぎの甘みが出るまでじっくりと炒めたら、玉ねぎを均一に広げ、糸こんにゃく→ひじき→油揚げ→人参の順に重ねる。鍋底から1cm程度まで水を注ぎ、ふたをして中火でしばらく煮る。
❸人参が煮えたら醤油で調味し、さらに5分ほど煮る。
❹りんご酢を加えて汁けをとばしながら煮詰めたら、①を加えて和え、器に盛って炒りごまを振る。

POINT
ラディッシュとりんご酢が爽やかなサラダ感覚のお惣菜。酢の物が苦手な子にも食べやすい味です。

かぶの甘酢漬

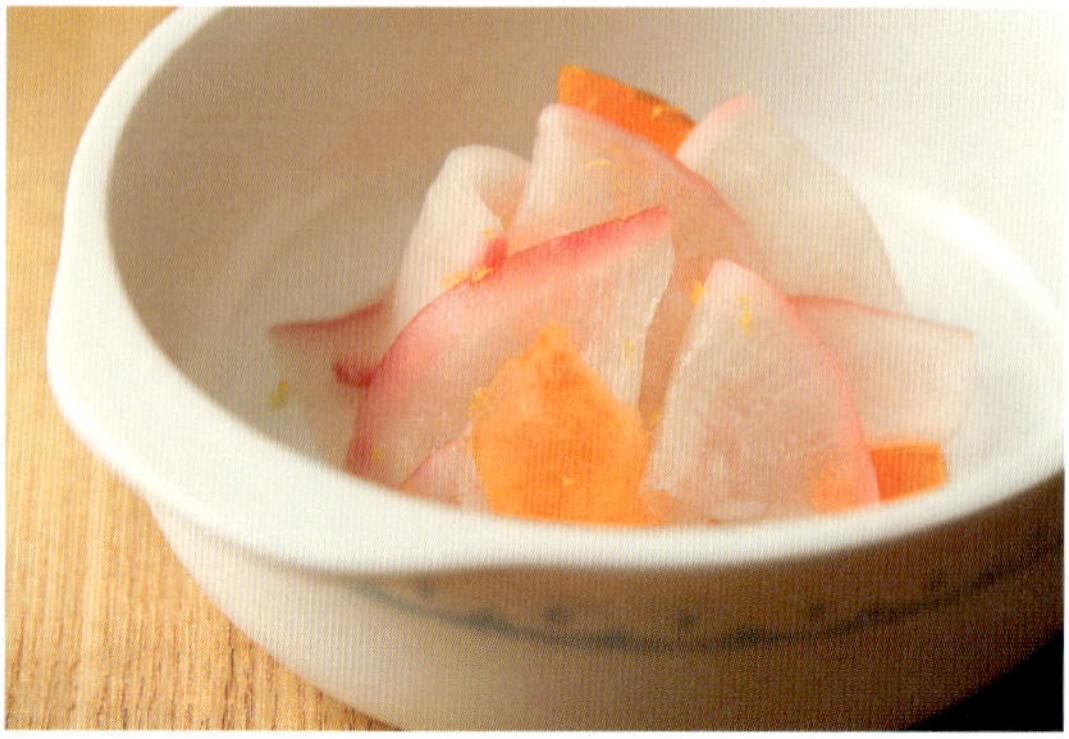

材料（5人分）

かぶ……300g
人参……30g
ゆず……1個
りんご酢……80cc
はちみつ……30〜60g
（お好みで調節）
塩……小さじ½
昆布（3cm角）……1枚

作り方

❶かぶと人参は薄切りにする。ボウルに入れて塩をふり、重しをしてしばらく置く。
❷鍋にりんご酢と塩を入れて火にかけ、塩が溶けたら火を止めて別のボウルに移して冷ます。
❸②が冷めたら、ゆずの絞り汁、はちみつ、昆布、ゆずの皮をおろして加えて甘酢を作る。
❹①の水が上がったら、水けを絞って③に漬ける。1〜2時間置けばでき上がり。

POINT

冬至の献立には
ゆずを使った一品を。
家庭でも食べ物の
薬効や風習を
話題にしましょう。

煮豆

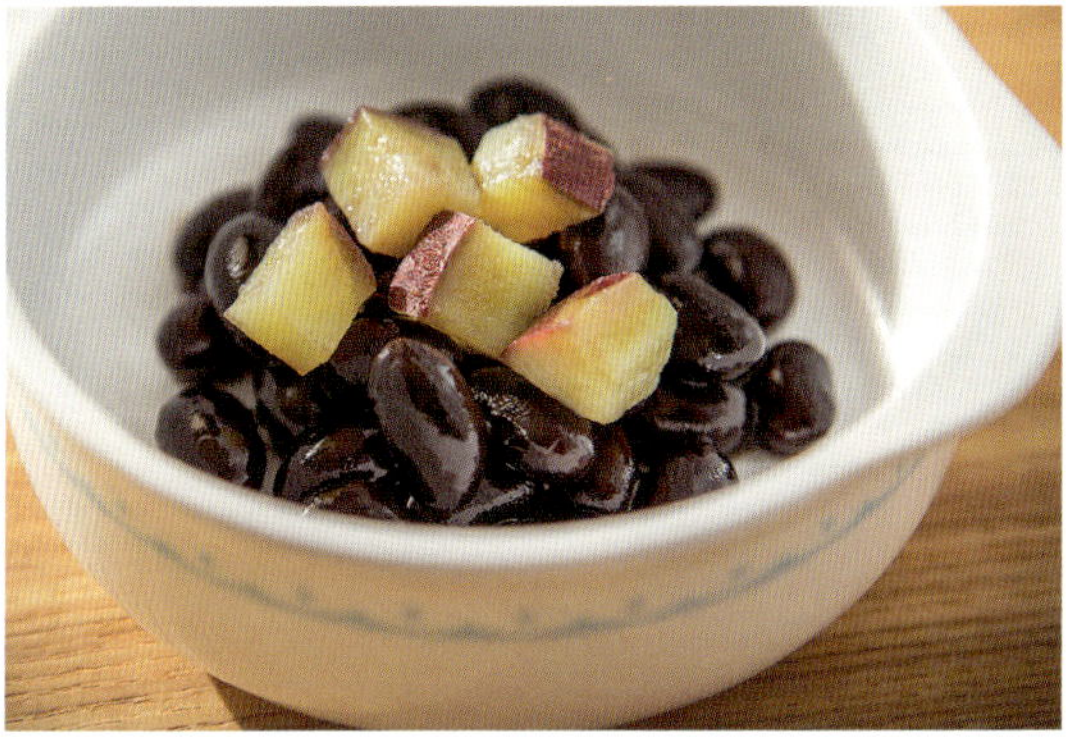

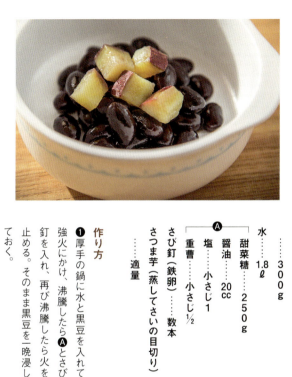

材料（作りやすい分量）

黒豆（洗ってザルに上げておく）……300g

水……1.8ℓ

Ⓐ
- 甜菜糖……250g
- 醤油……20cc
- 塩……小さじ1
- 重曹……小さじ½

さび釘（鉄卵）……数本

さつま芋（蒸してさいの目切り）……適量

作り方

❶厚手の鍋に水と黒豆を入れて強火にかけ、沸騰したらⒶとさび釘を入れ、再び沸騰したら火を止める。そのまま黒豆を一晩浸しておく。

❷①の鍋を中火にかけてアクを丁寧にとる。沸騰直前にごく弱火にして落としぶたをし、さらに鍋ぶたをして3～4時間煮る。（ふたはなるべくとらないこと。）

❸火を止め、そのまま一晩置いて十分に味を含ませる。

❹器に黒豆を盛りつけ、さつま芋を飾る。

POINT

給食で使用する砂糖は
ビフィズス菌などの
有用菌の栄養源となる
天然のオリゴ糖を含む
甜菜糖を
使用しています。

子どものアトピーは、「和食」で良くなる

2018年10月25日　初版第一刷発行

著者	永田良隆　小崎孝子
ブックデザイン	近藤真生
カバー写真	冨田ただすけ
イラストマップ	角慎作
レシピ協力	ふたば幼稚園給食室
Special thanks	藤野武彦
編集	下村千秋　小宮亜里
発行者	田中幹男
発行所	株式会社ブックマン社 〒101-0065　千代田区西神田3-3-5 TEL 03-3237-7777　FAX 03-5226-9599 http://www.bookman.co.jp

ISBN 978-4-89308-904-5
印刷・製本：図書印刷株式会社